Susanne Nuber

beta-Arrestin/Rezeptor-Interaktionen

Susanne Nuber

beta-Arrestin/Rezeptor-Interaktionen

Ein endogenes "Werkzeug" ligandenspezifischer Signaltransduktion

Südwestdeutscher Verlag für Hochschulschriften

Impressum/Imprint (nur für Deutschland/ only for Germany)
Bibliografische Information der Deutschen Nationalbibliothek: Die Deutsche Nationalbibliothek verzeichnet diese Publikation in der Deutschen Nationalbibliografie; detaillierte bibliografische Daten sind im Internet über http://dnb.d-nb.de abrufbar.

Alle in diesem Buch genannten Marken und Produktnamen unterliegen warenzeichen-, marken- oder patentrechtlichem Schutz bzw. sind Warenzeichen oder eingetragene Warenzeichen der jeweiligen Inhaber. Die Wiedergabe von Marken, Produktnamen, Gebrauchsnamen, Handelsnamen, Warenbezeichnungen u.s.w. in diesem Werk berechtigt auch ohne besondere Kennzeichnung nicht zu der Annahme, dass solche Namen im Sinne der Warenzeichen- und Markenschutzgesetzgebung als frei zu betrachten wären und daher von jedermann benutzt werden dürften.

Verlag: Südwestdeutscher Verlag für Hochschulschriften GmbH & Co. KG
Dudweiler Landstr. 99, 66123 Saarbrücken, Deutschland
Telefon +49 681 37 20 271-1, Telefax +49 681 37 20 271-0
Email: info@svh-verlag.de
Zugl.: Würzburg, Julius-Maximilians-Uni, Diss., 2010

Herstellung in Deutschland:
Schaltungsdienst Lange o.H.G., Berlin
Books on Demand GmbH, Norderstedt
Reha GmbH, Saarbrücken
Amazon Distribution GmbH, Leipzig
ISBN: 978-3-8381-2428-5

Imprint (only for USA, GB)
Bibliographic information published by the Deutsche Nationalbibliothek: The Deutsche Nationalbibliothek lists this publication in the Deutsche Nationalbibliografie; detailed bibliographic data are available in the Internet at http://dnb.d-nb.de.

Any brand names and product names mentioned in this book are subject to trademark, brand or patent protection and are trademarks or registered trademarks of their respective holders. The use of brand names, product names, common names, trade names, product descriptions etc. even without a particular marking in this works is in no way to be construed to mean that such names may be regarded as unrestricted in respect of trademark and brand protection legislation and could thus be used by anyone.

Publisher: Südwestdeutscher Verlag für Hochschulschriften GmbH & Co. KG
Dudweiler Landstr. 99, 66123 Saarbrücken, Germany
Phone +49 681 37 20 271-1, Fax +49 681 37 20 271-0
Email: info@svh-verlag.de

Printed in the U.S.A.
Printed in the U.K. by (see last page)
ISBN: 978-3-8381-2428-5

Copyright © 2011 by the author and Südwestdeutscher Verlag für Hochschulschriften GmbH & Co. KG and licensors
All rights reserved. Saarbrücken 2011

1 Inhalt

1	INHALT	- 1 -
2	EINLEITUNG	- 5 -
2.1	G-Protein-gekoppelte Rezeptoren	- 5 -
2.1.1	Klassen	- 5 -
2.1.2	Grundstruktur	- 6 -
2.1.3	Kristallstrukturen	- 7 -
2.1.4	Aktivierung	- 8 -
2.2	„klassische" GPCR-Signaltransduktion	- 13 -
2.2.1	G-Protein-Aktivierung	- 13 -
2.2.1.1	Mechanismus der Aktivierung - der „GTPase Zyklus"	- 13 -
2.2.1.2	G-Proteine und ihre Effektoren	- 14 -
2.2.2	Rezeptordesensibilisierung	- 16 -
2.2.2.1	Involvierte Familien regulatorischer Proteine	- 16 -
2.2.2.2	Homologe Desensibilisierung	- 19 -
2.2.2.3	Heterologe Desensibilisierung	- 20 -
2.2.3	Rezeptorinternalisierung	- 21 -
2.2.4	β-Arrestin als Adapterprotein	- 22 -
2.2.5	„Klasse A und Klasse B Rezeptoren"	- 23 -
2.2.6	β-Arrestin als Signalinduktor	- 24 -
2.3	„Biased agonism"	- 25 -
2.3.1	Begriffsbestimmung	- 25 -
2.3.1.1	„perfect bias"	- 25 -
2.3.1.2	„imperfect bias"	- 27 -
2.3.2	„Biased agonism" versus „conditional efficacy"	- 28 -
2.4	Verwendete GPCR	- 29 -

2.4.1	β2AR	- 29 -
2.4.1.1	physiologische und therapeutische Relevanz	- 29 -
2.4.1.2	Liganden	- 29 -
2.4.2	P2YR	- 31 -
2.4.2.1	P2Y$_1$R	- 33 -
2.4.2.2	P2Y$_2$R	- 33 -
2.5	**Zielsetzung**	**- 34 -**
3	**MATERIALIEN/METHODEN**	**- 35 -**
3.1	**verwendete Lösungen und Chemikalien**	**- 35 -**
3.1.1	Medien für die Bakterienkultur	- 35 -
3.1.2	Medien für die eukaryote Zellkultur	- 35 -
3.1.3	Puffer und Lösungen	- 36 -
3.1.4	Verwendete Agonisten/Antagonisten	- 37 -
3.2	**Biologisches Material und Zellkultur**	**- 38 -**
3.2.1	Prokaryote Zellsysteme	- 38 -
3.2.2	Prokaryote Zellkultur	- 39 -
3.2.3	Eukaryote Zellsysteme	- 39 -
3.2.4	Eukaryote Zellkultur	- 39 -
3.2.5	Plasmid-DNA	- 39 -
3.2.6	Stabile Zelllinien	- 40 -
3.2.7	Oligonukleotid-Primer	- 40 -
3.2.8	Enzyme	- 41 -
3.2.9	Antikörper	- 41 -
3.3	**Methoden**	**- 41 -**
3.3.1	Molekularbiologische Methoden	- 41 -
3.3.2	Messtechniken	- 45 -
4	**ERGEBNISSE**	**- 54 -**

4.1   - Abschnitt I -
C-terminale Phosphorylierung des humanen P2Y$_1$-Rezeptors als strukturelle Basis
agonisteninduzierter Internalisierung, Desensibilisierung und β-Arrestin-Translokation ....- 54 -

4.1.1	Internalisierung	- 55 -
4.1.2	Einfluss verschiedener Kinasen auf die Internalisierung	- 59 -
4.1.3	β-Arrestin2-Translokation	- 61 -

Inhalt

4.1.4 Einfluss C-terminaler Phosphorylierungsstellen auf die β-Arrestin-Translokation ...... - 61 -

4.1.5 Phosphorylierung des $P2Y_1R$ ...... - 63 -

4.1.6 Einfluss C-terminaler Phosphorylierungsstellen auf die PKC-vermittelte heterologe Desensibilisierung ...... - 64 -

4.2 **- Abschnitt II -**
Identifikation C-terminaler Phosphorylierungsstellen als Schlüsselpositionen der $β_2AR$/β-Arrestin-Interaktion ...... - 66 -

4.3 **- Abschnitt III -**
Wie gut ist das „Phosphorylierungsgedächtnis" des B_2AR? ...... - 70 -

4.4 **-Abschnitt IV-**
Das Phänomen des „biased agonism" am Beispiel des B_2AR ...... - 71 -

4.4.1 G-Protein-Aktivierung ...... - 71 -

4.4.2 β-Arrestin2-Translokation ...... - 73 -
4.4.2.1 Quantitative Betrachtung (Amplitude) der β-Arrestin-Translokation ...... - 73 -
4.4.2.2 Kinetische Betrachtung der β-Arrestin-Translokation ...... - 76 -

4.4.3 Agonisteninduzierte Internalisierung (Methode: Radioligandenbindung) ...... - 77 -
4.4.3.1 Quantitative Betrachtung der Internalisierung ...... - 77 -
4.4.3.2 Kinetik der Internalisierung ...... - 78 -

4.4.4 Agonisteninduzierte Internalisierung (Methode: Konfokalmessungen) ...... - 79 -

4.5 - ABSCHNITT V - „B-ARRESTIN1/2 BIAS" AM $P2Y_2R$ ...... - 80 -

4.5.1 β-Arrestin-Translokation ...... - 80 -

4.5.2 Internalisierung ...... - 83 -

4.5.3 ERK-Aktivierung ...... - 84 -

5 DISKUSSION ...... - 86 -

5.1 **- Abschnitt I -**
C-terminale Phosphorylierungsstellen regulieren die Internalisierung, β-Arrestin-Translokation und Desensibilisierung des $P2Y_1R$ ...... - 86 -

5.2 - Abschnitt II -
C-terminale Phosphorylierungsstellen des β_2AR als Schlüsselstellen der β_2AR/β-Arrestin2-
Interaktion .... - 94 -

5.3 - Abschnitt III -
Das „Phosphorylierungsgedächtnis" des β_2AR .... - 96 -

5.4 - Abschnitt IV -
„Biased agonism" als ein endogenes Phänomen am Beispiel des β_2AR .... - 97 -

5.5 - Abschnitt V -
Agonisteninduzierte β-Arrestin-Translokation an P2Y1R .... - 107 -

5.6 - Fazit - .... - 109 -

6 ZUSAMMENFASSUNG/SUMMARY .... - 111 -

6.1 Zusammenfassung .... - 111 -

6.2 Summary .... - 112 -

7 ABKÜRZUNGSVERZEICHNIS .... - 114 -

8 ANHANG .... - 117 -

8.1 Strukturformeln .... - 117 -

9 REFERENZEN .... - 119 -

2 Einleitung

2.1 G-Protein-gekoppelte Rezeptoren

Rezeptoren, die an der Zellmembran oder auch intrazellulär lokalisiert sind, sind verantwortlich für die Signalweiterleitung einer großen Zahl extra- und intrazellulärer Stimuli. Neben zytosolischen Rezeptoren existieren in eukaryotischen Zellen Membranrezeptoren, die weiter in ligandengesteuerte Ionenkanäle (Synonym: ionotrope Rezeptoren), enzymgekoppelte sowie G-Protein-gekoppelte Rezeptoren (Synonym: metabotrope Rezeptoren) unterteilt werden.

Die bei Weitem größte der Rezeptorfamilien stellt die der GPCR (G-Protein-gekoppelte Rezeptoren; Synonyme: 7-TMR, 7-Transmembrandomänen-umspannende Rezeptoren, heptahelikale Rezeptoren) dar, die extrazelluläre Signale über G-Proteine (Guaninnukleotid-bindendes Protein, GTP-bindendes Protein) in das Zellinnere weiterleitet. Es existieren etwa 1000 Gene, die für Rezeptoren der GPCR-Familie im humanen Genom codieren [1]. GPCR dienen als Regulatoren nahezu aller bis dato bekannten physiologischen Prozesse in Mammalia (Säugetieren), nicht zuletzt durch Ihre Fähigkeit auf eine große Anzahl verschiedener sensorischer und chemischer Stimuli, wie Licht, Geruch, Geschmack, Pheromone, Hormone sowie Neurotransmitter, zu antworten. Als solche repräsentieren sie wichtige pharmakologische Angriffspunkte von bis zu 40 % aller klinisch verwendeten Substanzen [2, 3].

2.1.1 Klassen

GPCR werden, basierend auf phylogenetischen Analysen, nach dem System der NC-IUPHAR (International Union of Pharmacology, Committee on Receptor Nomenclature and Classification) in fünf Klassen eingeteilt [4, 5]: Die Sekretin- (Klasse B), Glutamat- (Klasse C), Adhäsions- (Klasse D) oder Frizzled-Taste2-Familie (Klasse E). Diese 4 Klassen teilen nur einige wenige strukturelle Charakteristika mit der größten der Rezeptorfamilien [6-9], der Familie rhodopsinähnlicher GPCR (Klasse A), die in struktureller wie funktioneller Hinsicht von besonderer Bedeutung ist:

Klasse A-Rezeptoren können in zwei Hauptunterfamilien, die α- und β-Rezeptoren, untergliedert werden, die sich in Gewebelokalisation und Ligandenspezifität, G-Protein-Kopplung, sowie nachgeschalteten Effektormechanismen unterscheiden [10]. Nach ihrer Ligandenspezifität können sie weiter unterteilt werden in Opsin-, Amin-, Peptid-, Cannabinoid-, oder olfaktorische Rezeptoren. Entsprechend groß ist die Bandbreite unterschiedlicher Liganden, die von Retinal über kleine Moleküle, wie biogene Amine (z.B. Adrenalin und Noradrenalin), Purin- und Pyrimidinnukleotide bis hin zu Peptidhormonen reicht und entsprechend weitgefächert ist das „Netzwerk" aktivierbarer Signaltransduktionswege.

Die Sequenzhomologie zwischen Rezeptoren der Rhodopsin-Familie ist sehr gering und beschränkt sich auf einige wenige Aminosäuren und Sequenzmotive, die aber wegen ihres hohen Konservierungsgrades eine strukturelle und funktionelle Bedeutung nahe legen. Charakteristische Elemente der rhodopsinähnlichen Rezeptoren sind die in **Abbildung 2** schematisch dargestellten Motive Glu/Asp-Arg-Tyr (E/DRY-Motiv) auf der zytoplasmatischen Seite der Transmembrandomäne III [4, 11] und Asn/Asp-Pro-xx-Tyr (NPxxY-Motiv) auf der zytoplasmatischen Seite der Transmembrandomäne VII, (wobei x jeder beliebigen genetisch kodierten Aminosäure entsprechen kann). Die als DRY-Motiv bekannte Aminosäureabfolge ist in etwa 72 % der GPCR der Rhodopsin-Familie existent.

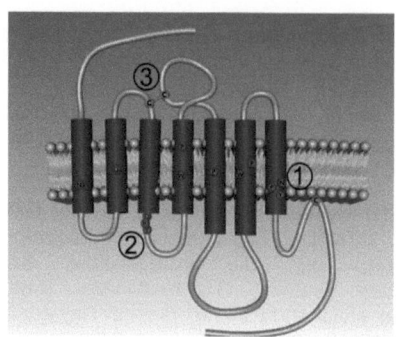

Abbildung 2: Schematische zweidimensionale Darstellung der Struktur eines GPCR der Klasse A. Die sieben Transmembrandomänen (blau) sind über drei extra- und intrazelluläre Schleifen (grau) miteinander verbunden. Die rot hervorgehobenen strukturellen Elemente, wie das E/DRY-Motiv am zytoplasmatischen Ende von TM3 (2) oder das NPXXY-Motiv in TM7 (1), sind hochkonserviert in GPCR der Rhodopsin-Familie. Grün dargestellt: 2 konservierte zur Disulfidbrückenbildung befähigte Cysteinreste (3).

2.1.2 Grundstruktur

Obwohl GPCR keine allgemeine Proteinsequenzhomologie aufweisen [4, 11], teilen sie die folgenden strukturellen und funktionellen Charakteristika: Sie zeichnen sich topologisch durch sieben α-helikale Transmembrandomänen (auch als TM-Domänen, TMD oder α-Helices bezeichnet) aus [12], die jeweils 20-27 Aminosäuren umfassen und durch drei alternierende intra- und extrazelluläre Schleifen (je 5-230 Aminosäuren) miteinander verbunden sind. Zudem tragen GPCR einen extrazellulären Amino-Terminus (N-Terminus) und einen intrazellulären Carboxyl-Terminus (C-Terminus), der potentielle Phosphorylierungsstellen für eine bzw. mehrere Proteinkinasen besitzt [13]. In der zweiten extrazellulären Schleife und am Anfang der dritten transmembranären Domäne des Rezeptors befinden sich zwei konservierte, zur Disulfidbrückenbildung befähigte Cysteine, die durch die Verknüpfung der Transmembrandomäne III mit der Extrazellulärschleife die Struktur des Rezeptors stabilisieren. Die größte Sequenzhomologie weisen die GPCR innerhalb der hydrophoben TM-Domänen auf (α_2-Adrenorezeptor-Subtypen zeigen hier beispielsweise 75 % Sequenzhomologie).

Die **variabelsten Bereiche innerhalb der GPCR-Familie** stellen der C-Terminus, der intrazelluläre Bereich zwischen TM5 und TM6 sowie der N-Terminus dar [14]. Der N-Terminus umfasst, je nach Rezeptorgruppe, zwischen 10-50 Aminosäuren bei Monoaminen (Klasse A GPCR) und bis zu 600 Aminosäuren bei Rezeptoren der Glutamat-Familie (Klasse C GPCR) [15].

Der C-Terminus wie auch die dritte intrazelluläre Schleife (Intrazellulärloop 3, IL3,) zeigen ebenfalls rezeptorspezifische Variabilität.

2.1.3 Kristallstrukturen

Erste Informationen über den strukturellen Aufbau von GPCR konnten aus der zweidimensionalen Kristallstruktur bovinen Rhodopsins abgeleitet werden [16, 17], die zusammen mit nachfolgenden computergestützten Methoden von Baldwin [18] die Grundlage für viele molekulare GPCR-Modelle bildete. Im Jahre 2000 gelang es Palcewski et al., die dreidimensionale Struktur bovinen Rhodopsins in seinem inaktiven Zustand zu lösen. Die geringe Membranexpression und ungünstige physiochemische Eigenschaften erschwerten die Kristallisation und Strukturaufklärung weiterer G-Protein-gekoppelter Rezeptoren. Nach der Strukturaufklärung des bovinen Rhodopsins konnte daher erst im Jahr 2007 die dreidimensionale Struktur des G-Protein-gekoppelten beta2-adrenergen Rezeptors (β_2AR) aufgeklärt werden [19-21]. Da zur Kristallisation des β_2AR das native Rezeptormolekül experimentell durch das Einfügen des T4-Lysozyms (Enzym des Bakteriophagen T4) bzw. eines Antikörper Fab-Fragments in der dritten Intrazellulärschleife modifiziert und der C-Terminus gekürzt werden musste, ist ein detaillierterer Strukturvergleich der beiden „Modellrezeptoren" β_2AR und Rhodopsin kritisch zu betrachten [22, 23]. Dennoch legte die allgemeine strukturelle Ähnlichkeit der beiden GPCR den Schluss nahe, dass auch andere Rezeptoren den gleichen (Grund-)Aufbau aufweisen. **Abbildung 3** zeigt, neben der ähnlichen Allgemeinstruktur des β_2AR und Rhodopsin, auch die leicht unterschiedliche Anordnung der 7TM-Helices.

Der Vergleich der derzeit bekannten Röntgenkristallstrukturen: Bovines Rhodopsin mit 11-cis Retinal, Opsin mit oder ohne G_α-Peptid, Carazolol- oder Timolol-gebundener β_2AR, β_1AR mit Cyanopindolol, Adenosin A_{2a}-Rezeptor mit ZM241385 und Tintenfisch-Rhodopsin mit 11-cis Retinal [19-21, 24-34], konnte den allgemeinen strukturellen Aufbau G-Protein-gekoppelter Rezeptoren bestätigen.

Jedoch repräsentieren fast alle dieser Strukturen Rezeptoren in ihrer inaktiven Konformation, so dass nur bedingt Rückschlüsse auf den/die jeweiligen Aktivierungsmechanismus/-en der verschiedenen GPCR gezogen werden können. Einzig die Struktur des Opsins im Komplex mit dem C-terminalen Peptid der α-Untereinheit Transducin dürfte, trotz des Fehlens des Agonisten All-trans Retinal, eine dem aktiven Rezeptorzustand ähnliche Konformation darstellen [23, 35].

Einleitung

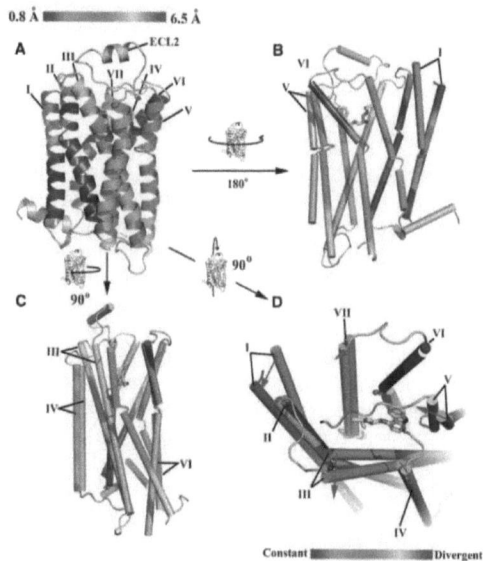

Abbildung 3: Vergleich der Orientierung der Helices von Rhodopsin und dem β$_2$AR-T4Lysozym (T4L). **(A)** Überlagerung der Kristallstrukturen. In Abhängigkeit von den beobachteten Abständen zwischen den Domänen der beiden Strukturen sind die jeweiligen Rezeptorbereiche des Bändermodells Rot bis Blau eingefärbt. Die Position der Helix 2 in den beiden Strukturen ist im Gegensatz zu Helix 3, 4 und 5 ähnlich. Helix 8 sowie die (extra- und intrazellulären) Schleifen (hellbraun) wurden in den Vergleich nicht einbezogen. **(B)** Lokalisierung der Helix 1 und 5 in Rhodopsin relativ zum β$_2$AR-T4L. **(C)** Relative Position der Helices 3, 4 und 6. **(D)** Gezeigt ist die Ligandenbindungsdomäne. Carazolol ist durch die gelben Kohlenstoffatome repräsentiert. Basierend auf dem Grad der Abweichung von der Position des Rhodopsin-Moleküls im Bereich der Ligandenbindungsstelle, sind die Helices

2.1.4 Aktivierung

Hinweise auf Konformationsänderungen der Transmembrandomänen sowie der C-Termini während der Aktivierung vieler GPCR resultieren aus biochemischen wie auch biophysikalischen Studien. Farrens *et al.* (1996) und Altenbach *et al.* (1996) erbrachten den ersten direkten Hinweis, dass während der Photoaktivierung des Rhodopsin-Moleküls eine Bewegung von TM3 und TM6 erfolgt. Erste Hinweise auf eine Schlüsselrolle entsprechender Bewegungen in GPCR, die durch diffusionsfähige Liganden aktiviert werden, resultierten aus Ergebnissen von „zink crosslinking studies" [36, 37], Messungen chemischer Reaktivität konstitutiv aktiver Rezeptormutanten [38, 39], IR-Spektroskopie, der Monobromobiman-Methode [40] und nicht zuletzt fluoreszenzspektroskopischen Messungen. Als Hauptmechanismen der Rezeptoraktivierung ist zum einen der sogenannte „rotamer toggle switch", eine Rotationsbewegung der TM6 [37, 41-44], zum anderen das Aufbrechen ionischer Interaktionen zwischen dem E/DRY-Motiv am zytoplasmatischen Ende der TM3 und konservierten Strukturen am zytoplasmatischen

Ende der TM6 („ionic lock") beschrieben [41, 45]. Biophysikalische Experimente an gereinigten β₂AR lassen vermuten, dass die beiden postulierten Strukturveränderungen („rotamer toggle switch" und „ionic lock") unabhängig voneinander und abhängig vom jeweiligen Agonisten aktiviert werden können (**Tabelle 1**). So kann Katechol (1,2-Benzendiol), im Gegensatz zu Salbutamol oder Dopamin, die Interaktionen zwischen TM3 und TM6 („ionic lock") nicht trennen, während der nicht-Katecholamin Agonist Salbutamol die mit dem „rotamer toggle switch" assoziierten Konformationsänderungen nicht induzieren kann [46, 47] (Strukturen der Substanzen finden sich im Abschnitt „Material und Methoden" sowie im Anhang). Die Katecholamine (Brenzcatechinamine) Isoproterenol und (Nor-)Adrenalin wiederum scheinen sowohl den „rotamer toggle switch" als auch den „ionic lock" zu aktivieren.

Ligand	„Rotamer toggle switch"	„ionic lock"
Isoproterenol	+	+
Adrenalin	+	+
Noradrenalin	+	+
Salbutamol	-	+
Dopamin	+	+
Katechol	+	-

Tabelle 1: Zusammenfassung der Effekte unterschiedlicher β₂AR-Liganden auf die zwei molekularen Aktivierungsmechanismen des β₂AR, „rotamer toggle switch" und „ionic lock" (Yao, X. et al., 2006 [40]).

Demzufolge scheinen strukturell unterschiedliche Liganden verschiedene Kombinationen von Interaktionen, die einen Rezeptor im inaktiven Zustand stabilisieren, wie den „toggle switch" und den „ionic lock", zu zerstören. Entweder direkt durch die Bindung an Aminosäuren, die in den unterschiedlichen intramolekularen Interaktionen involviert sind, oder aber indirekt durch die Stabilisierung neuer intramolekularer Interaktionen. Jede dieser Liganden/Rezeptor-Interaktionen erhöht die Wahrscheinlichkeit für nachfolgende Wechselwirkungen zwischen Ligand und Rezeptor, so dass letzten Endes ein aktiver Rezeptorzustand über eine Serie intermediärer Konformationen induziert werden dürfte (**Abbildung 4**) [47-50].

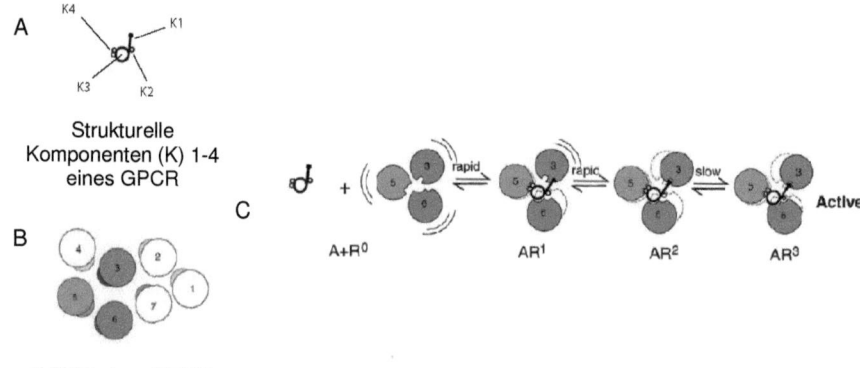

7 TMD eines GPCR

Abbildung 4: Schema sequentieller Agonistenbindung und Rezeptoraktivierung. (A) Schematische Darstellung struktureller Komponenten eines GPCR-Liganden. **(B)** Anordnung der TMD eines GPCR von der extrazellulären Seite aus betrachtet. Die Agonisten-Bindungsdomänen sind in Rot (TMD3), Blau (TMD6) und Grün (TMD5) hervorgehoben. **(C)** In Abwesenheit eines Liganden besitzt der Rezeptor eine flexible Struktur (R^0). Bei Ligandenbindung werden durch multiple Rezeptor/Liganden-Interaktionen von R^0 verschiedene Rezeptorkonformationen ($AR^{1,2,3}$) induziert/stabilisiert. Somit induziert bzw. stabilisiert die sequenzielle Bindung eines Liganden über verschiedene Zwischenkonformationen (AR^1, AR^2) eine aktive Rezeptorkonformation (AR^3).

Entsprechend weist die Ligandenbindungsstelle vermutlich keine starre Struktur auf, sondern wird bei Bindung eines Liganden durch die steigende Zahl der Rezeptor/Liganden-Interaktionen dynamisch geformt.

Nach diesem **Modell „sequentieller Agonistenbindung und Konformationsselektion"** ("sequential binding and conformational selection model"; [51]) könnten sowohl Isoproterenol als auch Adrenalin beide, wie in **Tabelle 1** dargestellt, den „ionic lock" trennen sowie den „toggle switch" aktivieren und einen aktiven Rezeptorzustand (R*) induzieren, wobei die beiden Konformationen ($R^*_{Adrenalin}$ und $R^*_{Isoproterenol}$) nicht zwangsläufig identisch sein müssen [52].

Das diesem Konzept zugrunde liegende Modell **„multipler Rezeptorkonformationen"** wurde erstmals von Kenakin et al., 2002 und Schwartz, 1996 postuliert nachdem mehr und mehr Beobachtungen nicht mehr durch das klassische pharmakologische **„Modell zweier Rezeptorzustände"** („two state model" [53]) erklärt werden konnten. Gemäß dem aus den Beobachtungen von Clark (1937), Ariens (1954), Stephenson (1956) und Furchgott (1966) entwickelten „two-state model of agonist activation" fungiert ein Rezeptor als Schaltstelle zwischen einem inaktiven („off state", R) und einem aktiven („on state", R*) Zustand. Die Wirksamkeit eines Liganden besteht demnach in dessen Fähigkeit, das Gleichgewicht zwischen R und R* zu verschieben. In Abwesenheit eines Agonisten wäre der Grad basaler Rezeptoraktivität durch das Gleichgewicht zwischen aktivem und inaktivem Zustand bestimmt [54]. Bei Rezeptorstimulation mit einem Agonisten würde sich dieses Gleichgewicht dann mehr zur Seite der aktiven Rezeptorkonformation (R*) verschieben.

Ein solcher Agonist würde alle mit einem gegebenen Rezeptor „verknüpften" Signalwege in gleichem Ausmaß wie der/die endogene/n Rezeptorligand(en) aktivieren. Entsprechend geht die klassische pharmakologische Sichtweise davon aus, dass ein Antagonist, welcher einen Signalweg antagonisiert, auch alle weiteren Signalwege, die mit dem entsprechenden Rezeptor gekoppelt sind, blockt (korrelierte Wirksamkeit [55]).

Ein inverser Agonist würde bevorzugt an den inaktiven Rezeptor (R) binden und somit den Anteil aktivierter Rezeptoren (Basalaktivität) vermindern [56, 57]. Als neutrale Agonisten würde man demnach Liganden bezeichnen, die sowohl an R als auch an R* binden und keinen Einfluss auf das Gleichgewicht ausüben [54]. Basierend auf diesem Modell reflektiert der Begriff „Ligand Efficacy" die Fähigkeit eines Liganden, das Gleichgewicht zwischen aktiven und inaktiven Zustand des Rezeptors zu ändern. Der Begriff „Efficacy" kann nach dem klassischen Modell der Rezeptoraktivierung also durch das Verhältnis der Affinität einer Substanz zum inaktiven Rezeptorzustand zur Affinität dieser Substanz zum aktiven Rezeptorzustand beschrieben werden.

Diese Sichtweise mag für Rhodopsin zutreffen. Die Absorption eines Lichtphotons reicht in diesem System aus, um eine maximale Aktivierung hervorzurufen (inverser Agonist cis-Retinal transformiert zu vollem Agonisten trans-Retinal). Mehr und mehr Studien haben jedoch gezeigt, dass die Signalprozesse von GPCR weitaus komplexer sind, als bislang angenommen.

So können einige Rezeptoren an mehr als eine G-Protein-Isoform binden [58]. Dies sei beispielhaft am Cannabinoid-CB1-Rezeptor dargestellt: Der Ligand Desacetyllevonantradol wirkt bezüglich G_{i1} und G_{i2} als positiver Agonist, stellt jedoch einen inversen Agonisten für G_{i3} dar. Ähnlich ist Methanandamid ein inverser Agonist für G_{i1} und G_{i2}, und ein positiver Agonist für G_{i3} [59]. Entsprechende Beobachtungen könnten durch unterschiedliche ligandenselektive Konformationen der G-Protein-Bindedomänen begründet werden. Diese Hypothese wäre jedoch mit dem klassischen Konzept des „two state models" nicht vereinbar.

Die Entdeckung, dass die Mutation einiger Serine in TM5 des Dopamin-D_2-Rezeptors die Affinität der Ligandenbindung kaum beeinflusst, jedoch nach Stimulation mit einigen Agonisten zu einem Verlust der funktionellen Kopplung führt, während andere den Mutantenrezeptor voll aktivieren [60], konnte ebenfalls nur schwer im Sinne des „two state models" interpretiert werden. Weiterhin konnte das „klassische Modell zweier Rezeptorzustände" nicht erklären, warum unterschiedliche konstitutiv-aktive Mutanten des $α_{1B}$-Rezeptors, trotz ähnlicher agonistenunabhängiger Aktivität, in unterschiedlichem Ausmaß phosphoryliert und internalisiert werden [61] und warum manche GPCR in der Lage sind über G-Protein-unabhängige Signalwege zu agieren [62-64]. Zudem war die Beobachtung, dass ein Agonist eines gegebenen Rezeptors einen betrachteten Signalweg A verglichen zu einem zweiten Signalweg B in deutlich stärkerem Ausmass aktiviert, ein zweiter Agonist jedoch B stärker als A induziert mit dem klassischen Rezeptorkonzept nicht in Einklang zu bringen; ein Phänomen, das beim Dopamin- und PACAP-Rezeptor beobachtet werden konnte. So war der Ligand PACAP(1-27) verglichen zu einem zweiten Rezeptoragonisten PACAP(1-38) potenter bezüglich der cAMP-Produktion. Ein Umgekehrtes Aktivierungsmuster ließ sich bei der Untersuchung der Inositolphosphatbildung erkennen [65]. Unabhängig davon machten Kilts *et al.* (2002) [66] und Mottola *et al.* (2002) [67] ähnliche Beobachtungen des gleichen Phänomens an Dopamin-D2L-Rezeptoren. Die Resultate dieser Studien, wie auch die Hinweise, dass verschiedene Liganden für einen gegebenen Rezeptor unterschiedliche Wirkungsprofile für die Kopplung an verschiedene Signalwege zeigen [68, 69], waren mit dem „two state model" nicht vereinbar und ließen die Vermutung zu, dass unterschiedliche Agonisten unterschiedliche Rezeptorkonformationen stabilisieren. Entsprechend konnten auch Ghanouni et al. (2001) [42] über Fluoreszenz-Lebenszeit-spektroskopische Untersuchungen unterschiedliche Konformationen der G-Protein-Kopplungsdomäne in Abhängigkeit vom jeweils verwendeten Liganden (Agonist, partieller Agonist, Antagonist) detektieren.

Das neuere „Konzept multipler Rezeptorkonformationen" (zusammengefasst von Kenakin et al., 1995) [58] ist im Vergleich zum „two state model" weitaus komplexer, und postuliert die Existenz multipler, ligandenabhängiger Rezeptorkonformationen, welche zu unterschiedlichen Aktivierungsmustern nachgeschalteter Signalwege führen (siehe auch Abschnitt „biased agonism").

2.2 „klassische" GPCR-Signaltransduktion

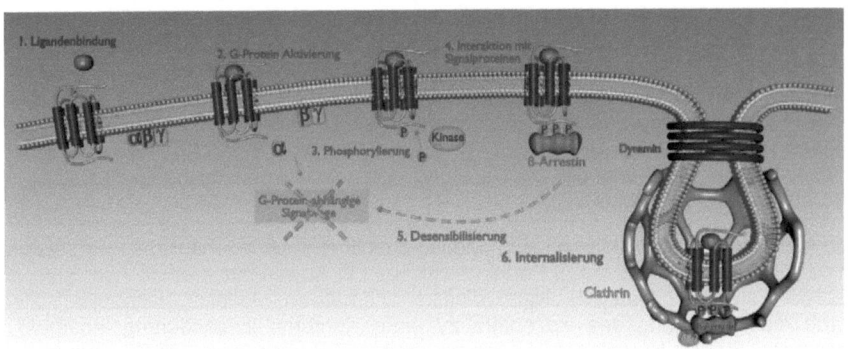

Abbildung 5: Schematische Darstellung der „klassischen" GPCR-Signaltransduktion.
Der Ligandenbindung (1) folgt die Aktivierung heterotrimerer G-Proteine (2). Die Phosphorylierung der Rezeptoren durch Kinasen (3) führt zu hochaffiner Bindung des Signalproteins β-Arrestin (4), welches sterisch die Bindung des jeweiligen G-Proteins an den Rezeptor inhibiert und somit G-Protein-abhängige Signalwege terminiert (5). In der Funktion eines Adapterproteins verknüpft β-Arrestin GPCR mit Elementen der Endozytosemaschinerie. Die Rezeptor/Adapterprotein-Komplexe gelangen ins Zellinnere (6) Abkürzungen: AP-2, Adapterprotein 2, β2-Adaptin; P, phosphorylierte Aminosäure; α, α-Untereinheit; βγ, βγ-Komlex.

Ligandenspezifische Rezeptorkonformationen können multiple Effektorantworten hervorrufen, unter anderem auch die Aktivierung von G-Proteinen oder β-Arrestinen. In der Folge kann es zur Phosphorylierung, Desensibilisierung und Internalisierung von Rezeptoren, sowie deren Interaktion mit Membran- und zytosolischen Proteinen kommen **(Abbildung 5)** [70, 71].

2.2.1 G-Protein-Aktivierung

Heterotrimere G-Proteine bestehen aus einer α-, einer β- sowie einer γ-Untereinheit und dienen als Informationsvermittler zwischen aktiviertem Rezeptor und intrazellulären Effektorsystemen. Mittels einer am N-Terminus der α-Untereinheit vorliegenden Myristoylierung und der Farnesylierung eines Cysteinrestes der γ-UE sind die G-Proteine an der Membran verankert. Während die α-Untereinheit Bindungsstellen für GDP bzw. GTP besitzt, sind die β- und γ-Untereinheit zu einem βγ-Komplex verknüpft.

2.2.1.1 Mechanismus der Aktivierung - der „GTPase Zyklus"

Im inaktiven Zustand ist die Guaninnukleotid-Bindestelle der Gα-Untereinheit durch GDP besetzt. Bindet das G-Protein an den aktivierten Rezeptor, induziert dieser eine

Konformationsänderung im jeweiligen G-Protein und GDP wird durch zelluläres GTP ersetzt [72], wobei der Rezeptor als GTP-Austauschfaktor (GTP exchange factor, GEF) für das gebundene G-Protein fungiert. Im Folgenden kommt es zur Dissoziation der Gα-Untereinheit von der βγ-Untereinheit [73, 74]. Sowohl die α-Untereinheit als auch der βγ-Komplex [75-78] können nun die Aktivität von Effektormolekülen regulieren [79]. Zur Terminierung des Effektes wird das in der Gα-Untereinheit gebundene GTP durch die intrinsische GTPase-Aktivität der α-Untereinheit unter Freisetzung eines Phosphatrestes zu GDP und H_2O hydrolysiert, ein Vorgang, der durch RGS-Proteine (Regulator of protein signalling) beschleunigt werden kann. Dieser Vorgang führt zur Reassoziation der Untereinheiten [80] und zur Herstellung des inaktiven Ausgangszustandes des heterotrimeren G-Proteins.

Neben diesem als „collision coupling" Modell beschriebenen Mechanismus wird diskutiert, ob der Rezeptor mit dessen G-Protein nicht auch in Abwesenheit eines Agonisten einen stabilen Komplex bildet [81]. Nach diesem alternativen Modell („precoupling" Modell) würde die Aktivierung des Rezeptors zu einer Konformationsänderung innerhalb des Rezeptor/G-Protein Komplexes und nachfolgend zur Effektoraktivierung führen [82].

2.2.1.2 G-Proteine und ihre Effektoren

Bis heute sind 20 α-, 6 β- und 12 γ-Untereinheiten bekannt [72, 83], die verschiedene heterotrimere G-Proteine bilden und nachfolgend eine Vielzahl von Signaltransduktionswegen beeinflussen können. Basierend auf ihrer Sequenzhomologie und funktionellen Ähnlichkeiten der α-Untereinheit, werden G-Proteine vier Klassen zugeteilt [84], deren Eigenschaften in **Tabelle 2** zusammengefasst sind.

G-Protein-Subfamilien	α-UE	Effektorproteine	Sekundäre Botenstoffe	Beispiele Rezeptoren
G_s-Familie				
G_s	$α_s$	Adenylylzyklase ↑	cAMP ↑	β-Adrenorezeptoren
G_{olf}	$α_{olf}$	Adenylylzyklase ↑	cAMP ↑	Olfaktorische Rezeptoren
G_q-Familie				
G_q	$α_q$, 11, 14, 15, 16	PLC β ↑	IP_3↑; DAG↑; Ca^{2+}	Purinerge Rezeptoren
$G_{12/13}$-Familie				
$G_{12/13}$	$α_{12,\ 13}$	Rho-Proteine↑	Rho-Kinasen↑	Hormon-/Neurotrans. Rezeptoren
G_i-Familie				
$G_{i/o}$	$α_{i,\ 1,2,3}\ α_o$	Adenylylzyklase↓ durch βγ-UE↑: PLCβ↑; Ca^{2+}-Kanäle↓; K^+-Kanäle↑	cAMP↓	Hormon-/Neurotrans. Rezeptoren
G_t	$α_t$ (Transducin)	PDE6↑	cGMP-Abbau	Rhodopsin
G_{gust}	$α_{gust}$ (Gustducin)	PDE6↑; PLCβ	cGMP-Abbau	Geschmacksrezeptoren
G_z	$α_z$	Adenylylzyklase ↓		

Tabelle 2: Einteilung heterotrimerer G-Proteine (α-Untereinheiten) und ihre Signaleigenschaften. Spleißvarianten einzelner Gα-Proteine sind nicht aufgeführt. Abkürzungen: cAMP, zyklisches Adenosin-3`,5`-monophosphat; $G_{i,\ s,\ olf}$ inhibitorisches/stimulierendes/olfaktorisches G-Protein; Gq, historisch bedingte, alphabetische Bezeichnung einer G-Protein-Subfamilie; cGMP, cyclisches Guanosinmonophosphat; PLCβ, Phospholipase Cβ; UE, Untereinheit; Rho-Proteine, Untergruppe der Ras-Superfamilie kleiner G-Proteine; Neurotrans. Rezeptoren, Neurotransmitter Rezeptoren; ↑, Aktivierung/Bildung

Auch wenn GPCR klassischer Weise je nach Kopplung an einen Gα-Subtyp und G-Proteine gemäß ihrer Bindung an einen GPCR kategorisiert werden (siehe vorne), weiß man heute, dass GPCR nicht nur „binäre Schaltstellen" darstellen, sondern verschiedene Kopplungsmuster mit unterschiedlichen Effektorproteinen zeigen und verschiedene Signalwege aktivieren: Seit Mitte der 90-er Jahre nimmt die Zahl an Beobachtungen, die auf **G-Protein unabhängige Signaltransduktionsmechanismen** hindeuten, ständig zu [85-88]. Beispielsweise können GPCR, neben den heterotrimeren G-Proteinen, auch an β-Arrestine binden, die wiederum G-Protein-unabhängig alternative Signalwege aktivieren können. Diese Vielfalt der Signaltransduktionsmechanismen setzt sich auch bei den Prozessen der Signaltermination/Desensibilisierung fort.

2.2.2 Rezeptordesensibilisierung

Der Prozess der Rezeptordesensibilisierung, d.h. die Abnahme der Ansprechempfindlichkeit von Rezeptoren gegenüber einem Stimulus über die Zeit, stellt einen wichtigen Rückkopplungsmechanismus dar, der den Rezeptor sowohl vor akuter wie auch chronischer Überstimulation schützt. GPCR-Desensibilisierung dient jedoch auch als „Informationsfilter", um aus multiplen Rezeptorinformationen (über sekundäre Botenstoffe sowie Proteinkinase- abhängige Phosphorylierung) ein spezifisches biologisches Signal zu generieren und schwächere rezeptorvermittelte Signale zu inaktivieren. Der Mechanismus der Desensibilisierung kann allerdings auch die therapeutische Wirksamkeit von Rezeptoragonisten limitieren.

2.2.2.1 Involvierte Familien regulatorischer Proteine

Drei Familien regulatorischer Proteine sind bekannt, die im Prozess der Desensibilisierung involviert sind: G-Protein-gekoppelte Rezeptorkinasen (GRK), die durch sekundäre Botenstoffe („second-messenger") regulierten Proteinkinasen-A (PKA) und -C (PKC), sowie (β-)Arrestine [89, 90]. Der Prozess der Desensibilisierung umfasst eine Kombination mehrerer unterschiedlicher Mechanismen: 1) Die Entkopplung des Rezeptors von dessen G-Protein, 2) Rezeptorinternalisierung sowie 3) Herabregulation der zellulären Rezeptormenge („downregulation"). Im engeren Sinne bezeichnet der Begriff der Desensibilisierung nur den Mechanismus der Rezeptorentkopplung von dessen G-Protein. Diese Definition soll auch im Folgenden verwendet werden.

2.2.2.1.1 Kinasen

Induziert wird der Mechanismus der Rezeptordesensibilisierung durch die Phosphorylierung von Rezeptoren mit Hilfe spezifischer Rezeptorkinasen infolge von Konformationsänderungen des jeweiligen Rezeptors. Zwar befindet sich der überwiegende Teil potentieller Phosphorylierungsstellen in Serin- und Threonin-reichen Regionen intrazellulärer Rezeptordomänen, v.a. dem Rezeptor C-Terminus sowie der dritten intrazellulären Domäne [91-94]. Jedoch gibt es auch Hinweise auf eine Phosphorylierung innerhalb der ersten und zweiten Intrazellulärschleife [95-97] und die Phosphorylierung von Rezeptor-Tyrosinresten [98]. Vermittelt wird der Prozess der GPCR-Phosphorylierung durch eine Fülle unterschiedlicher Kinasen:

Sowohl die Proteinkinasen-A und -C als auch die G-Protein-gekoppelte Rezeptorkinasen können Serin- und Threonin-Reste im IL 3 und/oder dem Rezeptor C-Terminus phosphorylieren [99-104]. Während die **PKA** unter anderem durch das, bei der Aktivierung der Adenylylzyklase gebildete cAMP aktiviert wird, erfolgt die Stimulation der **PKC** durch die Freisetzung von Diacylglycerin und/oder Ca^{2+} nach G_q-Aktivierung.

Von den sieben bekannten **GRK** Isoformen befinden sich die GRK1, GRK2 [105], sowie die GRK3 [106] in unstimulierten Zellen im Zytosol und werden erst bei Aktivierung von Rezeptoren und nachfolgender Interaktion mit der $G_{\beta\gamma}$-Untereinheit heterotrimerer G-Proteine an die Zellmembran transportiert. Die GRK4, 5 und 6 sind hingegen konstitutiv mit der Zellmembran assoziiert [103, 107]. Aus historischen Gründen (Entdeckung am β_2AR bzw. Rhodopsin) werden die GRK1, 2 und 3 auch als Rhodopsinkinase (GRK1) bzw. βAR-Kinase1/2 (GRK2/3) bezeichnet. Die GRK besitzt eine katalytische Domäne, die die am höchsten konservierte Region des Enzyms darstellt und von zwei ähnlich großen Domänen flankiert ist. Die Sequenz der katalytischen GRK-Domäne ist zu etwa 33 % identisch mit jener der PKA bzw. PKC [108]. Sowohl die PKA und PKC als auch die GRK können am Desensibilisierungsgeschehen von GPCR beteiligt sein [91, 109]. Neben diesen drei gut charakterisierten Kinaseformen, ist auch der Einfluss anderer Ser-/Thr Proteinkinasen, wie der CaM (Ca^{2+}/Calmodulin-abhängigen)-Kinase [110, 111] auf das Phosphorylierungs-geschehen von GPCR beschrieben.

Ob die unterschiedlichen Kinasen verschiedene (zell-)spezifische Phosphorylierungsmuster induzieren, ist Gegenstand der aktuellen Forschung und wird kontrovers diskutiert [112, 113].

2.2.2.1.2 β-Arrestine

Die GRK-Phosphorylierung hat per se keine inhibitorischen Eigenschaften auf das Rezeptorsignal. Sie erhöht indes die Affinität des Rezeptors für eine Familie zytosolischer Proteine, die β-Arrestine [114, 115]. So besitzen β-Arrestine eine 20-40-fache Präferenz für phosphorylierte gegenüber unphosphorylierten Rezeptoren [116].

2.2.2.1.2.1 Expression

Es sind vier verschiedene Formen von Arrestinen bekannt, die, wie auch einige G-Protein-gekoppelte Rezeptorkinasen, eine gewebespezifische Expression zeigen. Das 404 Aminosäuren (AS) große Arrestin1 wird auch als visuelles Arrestin oder S-Arrestin bezeichnet. Arrestin1 wird vor allem in der Retina aber auch dem Kleinhirn sowie primären Leukozyten exprimiert und reguliert zusammen mit der GRK1 (Rhodopsinkinase) in den Stäbchen des visuellen Systems die Funktion des Lichtrezeptors Rhodopsin. Arrestin4 (388 AS), das aufgrund der Lokalisierung des entsprechenden Gens auf dem X-Chromosom auch als x-Arrestin bezeichnet wird, ist ebenfalls hauptsächlich in der Retina, aber auch beispielsweise in der Hypophyse und der Lunge lokalisiert. Arrestin4 und GRK7 [117] steuern in Zapfen die Funktion von (Farb-)Opsin. Die beiden beschriebenen Arrestin/GRK-Systeme regulieren somit die Funktion von Rhodopsin-Photorezeptoren. Dabei erleichtert die Farnesylierung eines C-terminalen CAAX-Motives die Licht-induzierte Translokation von GRK1 aus dem Zytosol an die Plasma-Membran [118]. Erst die Klonierung visuellen Arrestins durch Shinohara (1987) [119] führte zur Isolierung von Klonen des 418 AS großen Arrestin-Homolog, dem β-Arrestin1 [114]. Zu der, aufgrund ihrer gegenüber Rhodopsin höheren Präferenz an β_2AR zu binden (die zwei hauptsächlichen GPCR-Modellsysteme zur Zeit der Entdeckung von β-Arrestin) als β-Arrestine bekannten Proteinfamilie zählt auch β-Arrestin2 (410 AS). Die synonym als

Arrestin2 (β-Arrestin1) bzw. Arrestin3 (β-Arrestin2) bezeichneten Proteine werden ubiquitär exprimiert [120-122] und sind zusammen mit der ebenfalls ubiquitär exprimierten GRK2 (β-adrenerge Rezeptorkinase1; βARK1; [105]), GRK3 (β-adrenerge Rezeptorkinase2; βARK2; [106]), 5 [123] und 6 [124] an der Regulation vieler GPCR beteiligt.

Den sieben bekannten GRK (und deren Spleiss-Varianten) und vier (β-)Arrestinen steht eine große Zahl verschiedener Rezeptoren gegenüber. Die gewebespezifische Lokalisierung der (β-)Arrestine/GRK könnte einen Beitrag zur Generierung zellspezifischer Signale leisten.

2.2.2.1.2.2 „Aktivierung"

In Abwesenheit von Agonisten befinden sich visuelles Arrestin und β-Arrestin1 im Zytoplasma und im Nukleus, während β-Arrestin2 nur im Zytoplasma lokalisiert ist [125]. Die initiale Affinität für die Bindung an aktivierte Rezeptoren wird zunächst durch N-terminale Bereiche des Moleküls vermittelt [126].

Im Grundzustand stellen (β-)Arrestine gestreckte Moleküle, bestehend aus einer N- und einer C-Domäne sowie einem C-terminal verlängerten Ende (C-Terminus), dar (**Abbildung 6**). Während der Rezeptor/(β-)Arrestin-Bindung werden durch Wechselwirkungen zwischen der Phosphatsensorregion des (β-)Arrestin-Moleküls und dem C-terminalen Teil des Rezeptors intramolekulare Interaktionen zerstört, welche (β-)Arrestin in seiner inaktiven Konformation fixieren (**Abbildung 6**).

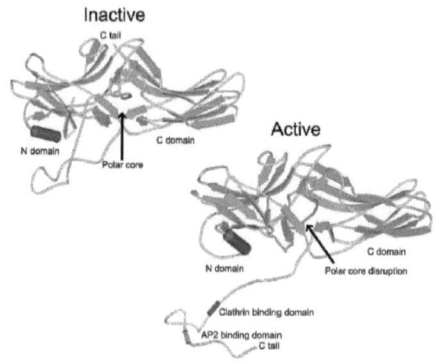

Abbildung 6: Modell der inaktiven (oben) und aktiven (unten) Konformation von β-Arrestin2. Im inaktiven (nicht rezeptorgebundenen) Zustand ist das als „polar core" bezeichnete Netzwerk stabilisierender Salzbrücken an der Verbindungsstelle der N- und C-Domäne intakt und befindet sich in räumlicher Nähe zum C-Terminus. Die Aktivierung von β-Arrestin2 über Interaktion mit einem aktiven Rezeptor führt zur Zerstörung des „polar core" und zur Exposition der Clathrin- und AP2-Bindedomäne. (Entnommen aus Xiao, *et al.*, 2004; [127]).

Im Wesentlichen handelt es sich dabei um ein als „polar core" bezeichnetes Netzwerk von Salzbrücken [128, 129] und hydrophobe Interaktionen des C-Terminus mit der N-Domäne bzw. der N- und C-Domäne des (β-)Arrestin Moleküls [130]. Daraufhin wird der C-terminale Bereich des (β-)Arrestin-Moleküls „freigelegt", was zur Reorientierung der C- und N- Domäne und hochaffiner Bindung an den phosphorylierten Rezeptor führt [131, 132]. Erste Hinweise auf die Ausbildung einer „aktiven" (β-)Arrestin-Konformation, die eine hochaffine Rezeptorbindung ermöglicht, ergaben sich beispielsweise aus Mutagenesestudien [131], Ergebnissen limitierter Proteolyse [133] und nicht zuletzt aus der Kristallstruktur des (β-)Arrestin-Moleküls [129].

Das auf diese Weise „aktivierte" (β-)Arrestin-Molekül besitzt nun die Fähigkeit, mit verschiedenen Bindungspartnern zu interagieren.

2.2.2.2 Homologe Desensibilisierung

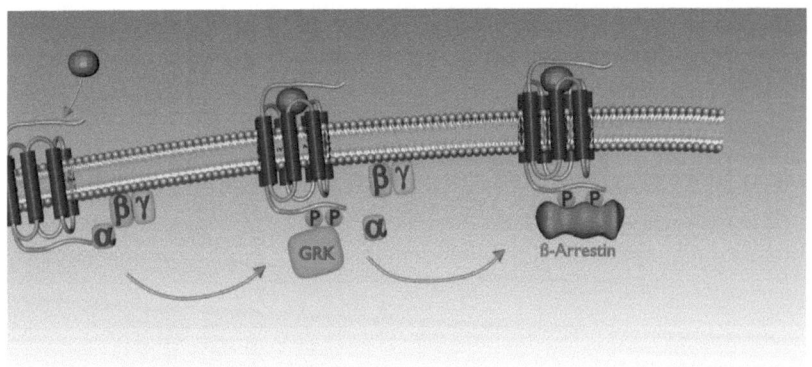

Abbildung 7: Schema homologer Rezeptordesensibilisierung. α = $G_α$ Untereinheit, βγ = $G_{βγ}$ Untereinheit, GRK = G-Protein-gekoppelte Rezeptorkinase (türkis), P = phosphorylierte Aminosäure (hellblau), β-Arrestin = β-Arrestin1/2 (grün). Die Bindung eines Liganden (braun) an einen GPCR führt zu GRK-vermittelter Phosphorylierung des ligandenbesetzten, aktivierten Rezeptors und anschließend hochaffiner β-Arrestin-Bindung.

Im Falle einer „homologen" Desensibilisierung (**Abbildung 7**) bindet der Kofaktor β-Arrestin beispielsweise mit hoher Affinität an GRK-phosphorylierte, agonistenaktivierte GPCR und blockiert somit sterisch die Bindung des Rezeptors an G-Proteine [89, 101, 134, 135] ein Mechanismus, der innerhalb von Sekunden bis Minuten nach Agonistenstimulation zu beobachten ist.

Dabei agiert (β-)Arrestin vermutlich, wie bereits angedeutet, nicht nur als „Phosphorezeptor-spezifischer Sensor". Vielmehr vermutet man, dass (β-)Arrestine auch die aktive(n) Konformation(en) eines Rezeptors erkennen [136, 137]. D.h. (β-)Arrestine besitzen möglicherweise neben einer „Phosphorylierungs-Erkennungsdomäne" [128] auch eine „Sensorregion" für die Erkennung aktiver Rezeptorzustände [133, 138]. Eine hochaffine Bindung kann nach diesem Modell erst induziert werden, wenn beide „Sensorregionen" des β-Arrestin-Moleküls an den Rezeptor binden [138]. Aktuelle Studien identifizierten die Verbindungsdomäne zwischen den β-Faltblattstrukturen 5 und 6 als Schlüsselstelle zur Erkennung aktiver Rezeptorkonformationen. Im „aktiven" (rhodopsingebundenem) Zustand des Arrestin-Moleküls soll die „Schleife" in Richtung der N-Domäne gefaltet sein, im „inaktiven" (rhodopsinungebundenem) Zustand wiederum von dieser wegweisen und eine α-helikale Konformation einnehmen [139]. Gemäß dem „sequential multisite binding model" von Gurevich et al. (2004) [138] handelt es sich bei der Bindung des (β-)Arrestin-Moleküls um einen mehrstufigen Prozess. Darüber hinaus stellten Shukla et al. (2008) [140] wie auch Gurevich et al. (2004) die Hypothese auf, dass (β-)Arrestine, möglicherweise in Abhängigkeit unterschiedlicher Rezeptorphosphorylierungsmuster [92, 141], multiple aktive Konformationen einnehmen können.

Die Phosphorylierung durch GRK ist in manchen Fällen persistent, so dass eine erneute Rezeptorstimulation aufgrund der Vorphosphorylierung des Rezeptors zu einer rascheren β-Arrestin-Bindung führt [136]. Somit konnte die GRK-Phosphorylierung als der geschwindigkeitsbestimmende Schritt der β-Arrestin-Translokation identifiziert werden [136, 142].

2.2.2.3 Heterologe Desensibilisierung

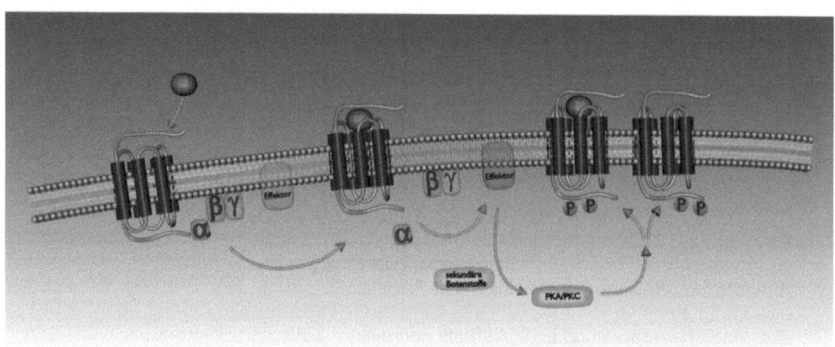

Abbildung 8: Schematische Darstellung heterologer Rezeptordesensibilisierung. α = $G_α$ Untereinheit, βγ = $G_{βγ}$ Untereinheit, PKA/PKC = Proteinkinase A/C (rosa), P = phosphorylierte Aminosäure (hellblau), Effektor = hellgrün = inaktiver/grün = aktiver Zustand. Bindung eines Liganden (braun) an einen GPCR führt zur Aktivierung von Effektorproteinen wie Adenylylzyklase oder Phospholipase C. Sekundäre Botenstoffe wiederum stimulieren die PKA/PKC, die aktivierte, ligandenbesetzte Rezeptoren, wie auch Rezeptoren im inaktiven Zustand phosphorylieren können.

Im Gegensatz zur GRK können die durch sekundäre Botenstoffe aktivierten Proteinkinasen PKC/PKA nicht nur durch den aktivierten Rezeptor selbst, sondern auch durch Stimuli anderer Rezeptoren aktiviert werden. Beispielsweise kann sowohl ein β_2AR-Agonist, wie auch Prostaglandin E_2 als Stimulus zur Aktivierung der cAMP-abhängigen PKA dienen.

Somit können PKA und PKC auch nicht-Agonisten besetzte Rezeptoren phosphorylieren (**Abbildung 8**) [100, 101, 143], was zu sogenannter agonistenunspezifischer („heterologer") Desensibilisierung führt. Durch diesen zweiten Mechanismus wird die Signaltransduktion aufgrund der verminderten Affinität des phosphorylierten Rezeptors zu dessen G-Proteinen unterbrochen. Allerdings verläuft die heterologe Phosphorylierung langsamer ($t_{½}$ etwa 3,5 min) als die homologe ($t_{½}$ 20 s) [144] und benötigt zur Entkopplung des Rezeptors von dessen G-Protein keine Kofaktoren wie (β-)Arrestin [145].

Bei Regulation der Rezeptordesensibilisierung durch die PKA bzw. PKC handelt es sich zudem um einen negativen Rückkopplungsmechanismus [146], da die Kinasen direkt durch das jeweilige G-Protein (PKA durch G_s; PKC durch G_q) aktiviert werden können, jedoch auch selber in der Lage sind, den Rezeptor zu phosphorylieren. Neben β_2AR findet sich der PKA-induzierte Mechanismus der Signaltermination beispielsweise auch bei G_s-gekoppelten Histamin-(H_2)- und Prostaglandin-(PGE_1)- Rezeptoren. Eine Phosphorylierung durch PKC ist ebenfalls beim β_2AR, vor allem aber bei G_q-gekoppelten Rezeptoren, wie dem $P2Y_1R$ [109], anzutreffen.

Das Ausmaß der Desensibilisierung variiert je nach Rezeptorstruktur und zellulärem Milieu von vollständiger Signalterminierung im visuellen und olfaktorischen System bis zur Abschwächung der Wirkstärke („potency") und der maximalen Ansprechbarkeit des β_2AR [147, 148].

2.2.3 Rezeptorinternalisierung

Einen Hinweis darauf, dass die beiden Desensibilisierungsmechanismen (GRK- bzw. PKA/PKC-vermittelt) vermutlich auch einen funktionell bedeutenden Unterschied auf den nachfolgenden Prozess der Rezeptorinternalisierung, d.h. der Translokation der Rezeptoren in das Zellinnere haben, ergibt sich aus den folgenden Beobachtungen: Verschiedene β_1AR- Mutanten, die entweder nicht durch PKA oder GRK phosphoryliert werden konnten, nutzten verschiedene Internalisierungswege [149]. Zudem konnten auch Arbeiten am metabotropen Glutamatrezeptor-1A Unterschiede hinsichtlich PKA- bzw. PKC-vermittelter Internalisierung zeigen [150].

Der Prozess der Internalisierung (Endozytose) kann innerhalb von Minuten bis zu Stunden nach Rezeptor-Stimulation beobachtet werden, wobei die an Adapterproteine gebundenen Rezeptoren von der Zelloberfläche über „Stachelsaumgrübchen" (clathrin-coated vesicles; CCVs) in intrazelluläre Membrankompartimente transportiert werden [151-153]. Als Dynamine bezeichnete GTP_{asen} haben bei diesem Vorgang vornehmlich die Aufgabe, neu gebildete Vesikel von der Membran eines Zellkompartiments abzuschnüren [154]. Die sich in den Vesikeln befindenden Rezeptoren, die sich zunächst direkt unterhalb der Zellmembran befinden, bezeichnet man zu diesem Zeitpunkt auch als „sequestrierte" Rezeptoren.

Diese sogenannte clathrinvermittelte Internalisierung, deren exakte Geschwindigkeit rezeptorspezifisch ist, scheint in der Aktivierung zytosolischer Signalproteine, wie Mitogenaktivierter Proteinkinasen (MAP-Kinasen), involviert zu sein [155, 156].

Die Internalisierung kann gefolgt sein vom sogenannten „Recycling" der intakten Rezeptoren, die damit an die Zelloberfläche zurücktransportiert werden [147, 152, 157, 158] oder aber auch dem Abbau der internalisierten Rezeptoren („Degradation"). Eine dauerhafte Verminderung der zellulären Empfindlichkeit gegenüber Liganden („Downregulation") ist jedoch erst nach Stunden (bis Tagen) detektierbar und wird durch eine Abnahme der Rezeptordichte an der Zellmembran vermittelt: Eine verminderte Transkription und Translation sowie der vermehrte Abbau membranärer wie auch lysosomaler Rezeptorproteine hat eine Abnahme der totalen zellulären Rezeptormenge zur Folge und führt zu einem langfristigen Verlust der zellulären Ansprechbarkeit [116, 159-161].

2.2.4 β-Arrestin als Adapterprotein

Als ein wichtiges Adapterprotein im Internalisierungsprozess von GPCR konnte das zytosolische Protein (β-)Arrestin identifiziert werden. Dieses besitzt die Fähigkeit, in seiner „aktiven" Form (siehe auch **Abbildung 6**), mit den Elementen der Endozytosemaschinerie, AP-2 (Adapterprotein 2, $β_2$-Adaptin) sowie Clathrin, direkt zu interagieren [162, 163]. Dabei bindet β-Arrestin über das C-terminale Ende (Sequenz 373-377) an Clathrin [164, 165], während die Interaktion mit dem heterotetrameren AP-2 Komplex über dessen β-Untereinheit verläuft [166, 167]. Die Bindung von β-Arrestin an $β_2$-Adaptin ist dabei unabhängig von der Bindung an Clathrin. So können Mutationen der β-Arrestin-Bindungsregion zwar nicht die Bindung von AP-2 an den Rezeptor verhindern, jedoch wird der Transport des β-Arrestin/Rezeptor-Komplexes zu clathrinbesetzten Vesikelchen („Stachelsaumgrübchen") unterbunden [166]. Interessanterweise besitzt β-Arrestin2 in diesem Zusammenhang eine 6-mal höhere Affinität für die Bindung an Clathrin gegenüber dem β-Arrestin1-Subtyp, während visuelles Arrestin überhaupt nicht an Clathrin bindet [164]. Die strukturelle Basis für diese unterschiedlichen Effekte visuellen Arrestins und des β-Arrestins im Prozess der Internalisierung scheint im C-Terminus des Moleküls begründet zu sein [168]. Clathrin kann jedoch nicht nur mit β-Arrestin, sondern auch dem AP2-Komplex selber interagieren. Dieser bindet wiederum Dynamin und EPS-15 (Epidermal growth factor receptor substrate 15) und vermittelt die Bildung von „Stachelsaumgrübchen" an der Plasmamembran [169]. Eine ganze Reihe weiterer endozytotischer Proteine ist bekannt, die durch β-Arrestin gebunden werden [170, 171].

Proteomik-Studien weisen darauf hin, dass die beiden β-Arrestine, β-Arrestin1 und β-Arrestin2, selektiv unterschiedliche Interaktionspartner binden [172]. Arbeiten an Fibroblastenlinien von Mausembryonen (MEFs), welchen entweder β-Arrestin1 oder β-Arrestin2 fehlt, zeigten zudem, dass die beiden β-Arrestine auch unterschiedliche funktionelle Spezifikation besitzen [173]. So ist die Desensibilisierung von β-adrenergen und AT_{1A}-Rezeptoren in β-Arrestin1-, β-Arrestin2- und Doppel-Knockout-Zellen reduziert. Dahingegen ist die $β_2$AR-Internalisierung in β-Arrestin2- und Doppel-Knockout-, jedoch nicht in β-Arrestin1-Knockout-Zellen stark vermindert. Die Rekonstitution der β-Arrestin-Expression in Doppel-Knockout MEFs zeigte, dass β-Arrestin2 im Gegensatz zu β-Arrestin1 100-mal potenter ist, was die βAR-Endozytose anbelangt. Auch die AT_{1A} Rezeptorsequestrierung scheint vor allem durch β-Arrestin2 beeinflusst zu sein. (Einen guten Überblick unterschiedlicher β-Arrestin1- bzw. β-Arrestin2-vermittelter Signaleffekte gibt auch die Publikation: Shenoy et al. aus dem Jahr 2005 [174]).

Neben der beschriebenen β-Arrestin-/Clathrin-vermittelten Internalisierung besteht allerdings auch die Möglichkeit, dass **alternative Endozytosewege** beschritten werden. So ist für den Bradykinin(B)-2- und zum Teil auch für den M_2-Muskarin Acetylcholin-Rezeptor eine sowohl Clathrin- als auch β-Arrestin-unabhängige Internalisierung beschrieben [175, 176]. Der 5-HT_{2A}-Serotonin-Rezeptor benötigt hingegen zwar Clathrin, jedoch kein β-Arrestin zur Internalisierung. Anderson beschrieb 1998 zudem eine Internalisierung über caveolinhaltige Vesikel. Alternative Endozytosewege sind auch von Schmid et al. (1997) [177] zusammengefasst beschrieben.

2.2.5 „Klasse A und Klasse B Rezeptoren"

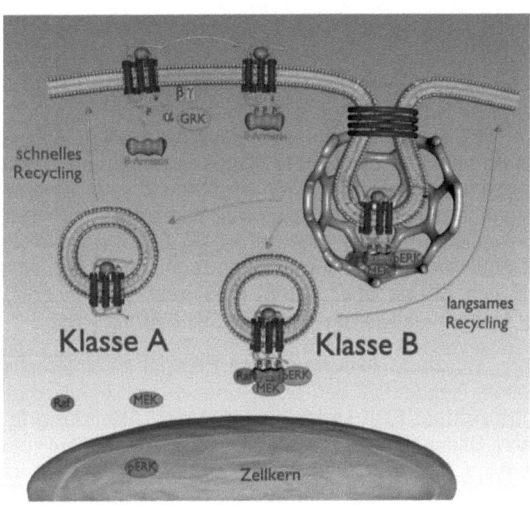

Abbildung 9: Charakteristika von „Klasse A und Klasse B Rezeptoren" (nach Oakley et al., 2000, [178]). „Klasse A Rezeptoren" binden β-Arrestin2 mit höherer Affinität als β-Arrestin1. Das gebundene β-Arrestin2 dissoziiert direkt nach der Internalisierung vom Rezeptor ab und das aus dem Rezeptor/Adapterprotein-Komplex freigesetzte p-ERK gelangt in den Nukleus. „Klasse A Rezeptoren" zeigen schnelles „Recycling" zur Zellmembran. „Klasse B Rezeptoren" wiederum binden β-Arrestin1 und β-Arrestin2 mit gleicher Affinität, internalisieren in β-Arrestin-gebundener Form (Komplex ist in endosomalen Vesikeln zu finden) und werden nur langsam zur Zellmembran zurücktransportiert. In diesem Fall verbleibt p-ERK im Zytosol. Abkürzungen: p-ERK, phosphorylierte extrazellulär regulierte Kinase, gehört zur Familie der MAPK (Mitogen-aktivierte Protein Kinasen); MEK, MAPK-Kinase (MAPKK); Raf, MAPKK-Kinase (MAPKKK); weitere Abkürzungen: Siehe Abbildung 7.

Der Verbleib der β-Arrestine im Komplex mit internalisierten Rezeptoren ist rezeptorabhängig: In einigen Fällen diffundieren die gebundenen β-Arrestine direkt nach der Internalisierung (direkt nach der Bildung von CCVs) vom jeweiligen Rezeptor ab, so dass in endosomalen Vesikelchen nur der β-Arrestin-ungebundene Rezeptor zu finden ist (**Abbildung 9**). Dies ist der Fall bei sogenannten „**Klasse A Rezeptoren**", die eine höhere Affinität für β-Arrestin2 gegenüber β-Arrestin1 aufweisen [152]. Beim β$_2$AR ist die Affinität von β-Arrestin2 beispielsweise um das 2,5-fache höher als für β-Arrestin1, der M$_2$mAChR weist eine 1,5-fach höhere Affinität für β-Arrestin2 auf [179]. Andere Rezeptoren wie der Neurokinin NK-1-Rezeptor gelangen zusammen mit β-Arrestin in frühe endosomale Vesikel. Rezeptoren, die in β-Arrestin-gebundener Form internalisieren und β-Arrestin1 und 2 mit gleicher Affinität binden, werden als „**Klasse B Rezeptoren**" bezeichnet [152]. Diese Klasse von Rezeptoren interagiert zudem, im Gegensatz zu Rezeptoren der „Klasse A", mit visuellem Arrestin. Darüber hinaus scheint ein rascher Recyclingprozess aufgrund geringerer Bindungsaffinität für das β-Arrestin-Molekül mit „Klasse A Rezeptoren" assoziiert zu sein, während ein im Vergleich langsamerer Rücktransport an die Zellmembran bei Rezeptoren vom „Typ B" zu beobachten ist [180].

2.2.6 β-Arrestin als Signalinduktor

Aus in vivo- und in vitro-Studien ist bekannt, dass β-Arrestine, neben ihrer „klassischen" Rolle als negative Regulatoren der GPCR-Signalwirkungen, auch als Aktivatoren einiger G-Protein-unabhängiger Signalwege agieren können und somit einen wichtigen Beitrag zu einer selektiven, ligandenabhängigen Zellantwort leisten [62, 181-183]. Das zytosolische Protein β-Arrestin reguliert in seiner Eigenschaft als Signalinduktor die Aktivierung [184], und subzelluläre Lokalisierung einer Vielzahl von Signalmolekülen verschiedenster GPCR (zusammengefasst von DeFea *et al.* (2008) [185] und Shenoy *et al.* (2005) [174]), wie beispielsweise der Mitogen-aktivierten Proteinkinase ERK1/2 [185].

Die durch β-Arrestin induzierte Aktivierung von ERK ist im Unterschied zur klassischen, G-Protein-vermittelten Regulation der MAP-Kinasen verzögert, dauert länger an und aktiviertes (phosphoryliertes) ERK verbleibt im Zytosol (**Abbildung 9**). Im Gegensatz zur β-Arrestin-bedingten Stimulation der MAP-Kinase kann die G-Protein-induzierte ERK-Aktivierung zudem durch PKC-Inhibitoren geblockt werden, führt zu nukleärer Translokation aktivierten ERKs und kann auf diese Weise die Transkription beeinflussen [141, 186]. Im Falle der „Klasse B Rezeptoren" ist ERK länger aktiv als im Falle von „Klasse A Rezeptoren". Dies mag damit zusammenhängen, dass phosphoryliertes ERK in Endosomen vor MAPKinase Phosphatasen geschützt ist. Ähnlich wie bei β-Arrestin-vermittelten Rezeptorinternalisierung (siehe oben) fällt auch bei Betrachtung der ERK-Aktivierung die unterschiedliche Spezifität der beiden β-Arrestin-Isoformen auf: So wird die β-Arrestin-abhängige ERK-Aktivierung beim AT$_{1A}$ Rezeptor durch β-Arrestin2 vermittelt, während β-Arrestin1 als Inhibitor des ERK-Signalwegs dient [187].

β-Arrestine haben also neben ihrer ursprünglich endeckten Funktion, Rezeptorsignalprozesse zu terminieren, die Aufgabe, als Adapterproteine Rezeptoren mit Komponenten der Endozytosemaschinerie zu verknüpfen. Zudem agieren β-Arrestine als Aktivatoren G-Protein-unabhängiger Signalwege.

2.3 „Biased agonism"

Stimulieren Liganden alleine solche β-Arrestin-abhängigen Signalwege (wie z.B. die MAP Kinase Kaskade) während G-Protein-vermittelte nur zu einem geringen Ausmaß oder überhaupt nicht aktiviert werden, so spricht man von „β-Arrestin bias". Ganz allgemein wird das Phänomen, dass Liganden selektiv nur bestimmte mit einem gegebenen Rezeptor verknüpfte Signalwege aktivieren und somit unterschiedliche Signalmuster induzieren, als „biased agonism" bezeichnet. Ein Prozess, das seinen Ursprung in ligandeninduzierten, selektiven Rezeptorkonformationen (siehe auch „Modell multipler Rezeptorkonformationen" unter 1.1.4.) zu haben scheint.

2.3.1 Begriffsbestimmung

Die grundlegende Idee, dass die Induktion ligandenspezifischer Rezeptorkonformationen die selektive Aktivierung eines Teils der verfügbaren zellulären Signalwege (**Abbildung 10A**) zur Folge hat, erhielt auch den Namen „stimulus trafficking" [58]. In der Literatur finden sich synonym die Begriffe: „Ligand-directed trafficking" of receptor signaling", „agonist-directed trafficking of receptor stimulus" [58, 188], „functional selectivity", „biased agonism" [189], „ligand-biased efficacy", „collateral efficacy", „pluridimensional efficacy" [190].

Wie in **Abbildung 10B** graphisch dargestellt, existieren verschiedene Formen des „biased agonism", die im Folgenden näher erläutert werden.

2.3.1.1 „perfect bias"

Vermag ein Ligand ein einziges mit einem gegebenen Rezeptor assoziiertes Signal zu aktivieren, spricht man von „perfect bias". So beobachtet am AT1-Rezeptor: Ang2 (S2) kann am AT_1-Rezeptor G-Protein-unabhängige, β-Arrestin-vermittelte Effekte, wie die Aktivierung von ERK, induzieren [186, 191]. Diese G-Protein-unabhängigen Effekte konnten auch in vivo gezeigt werden [192]. In diesem besonderen Beispiel spricht man auch von (perfect) **„β-Arrestin-bias"**.

Einleitung

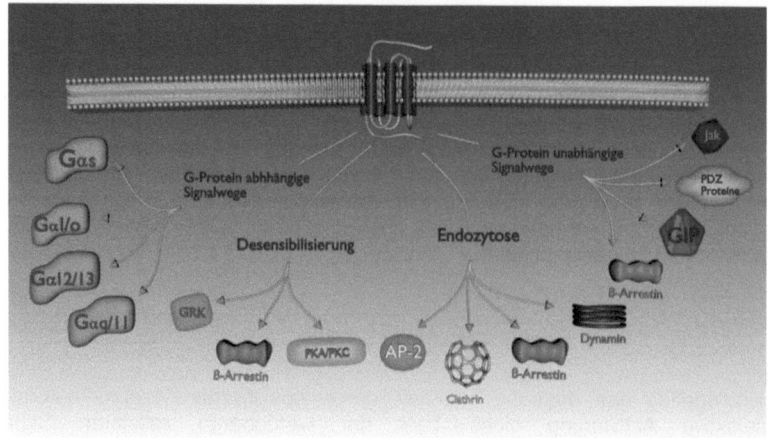

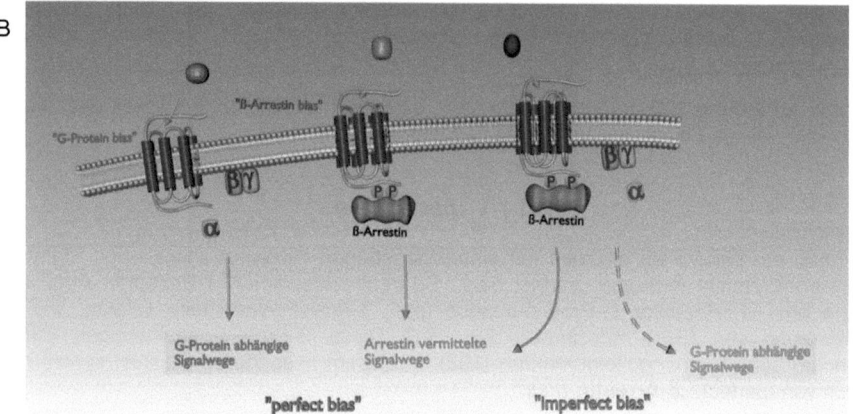

Abbildung 10: Schemata zur Erklärung des „biased agonism". **(A)** Schematische Darstellung einiger GPCR-aktivierter Signalwege und involvierter Signalproteine. **(B)** Der erste Ligand (braun) stimuliert alleine G-Protein-abhängige Signalwege („perfect G-Protein bias"), während die Rezeptoraktivierung mit dem zweiten Liganden (türkis) ausschließlich zu β-Arrestin-vermittelten Signaleffekten führt („perfect β-Arrestin bias"). Der dritte Ligand (violett) vermittelt sowohl G-Protein-, wie auch β-Arrestin-abhängige Effekte, besitzt jedoch eine höhere relative Wirksamkeit („efficacy") für β-Arrestin-induzierte Signalwege („imperfect β-Arrestin bias"). Abkürzungen: α = $G\alpha_{s/i/o/12/13/q/11}$, βγ = βγ Untereinheit, P = phosphorylierte Aminosäure

Ein weiteres interessantes Beispiel für das Phänomen des „β-Arrestin-bias" **(Abbildung 10B)** stellt der PTH-1-Rezeptor dar: Für die drei bekannten PTH-1-Rezeptor-vermittelten Signalwege (G_s-, G_q-, und β-Arrestin-vermittelt) existieren PTH-Analoga, welche entweder alle nur β-Arrestin- oder G-Protein-vermittelte Signalwege aktivieren können [193]. 2008 publizierten Gesty-Palmer et al. die physiologischen Konsequenzen β-Arrestin-vermittelter, G-Protein-unabhängiger Signaleffekte am PTH-1-Rezeptor in vivo [194]. Eine G-Protein-unabhängige, β-Arrestin-vermittelte Signalwirkung wurde auch von Lefkowitz et al. [62, 195] sowie Terrillon und Bouvier [196] postuliert. Eine ganze Reihe von Antagonisten am PTH-, 5-HT2A-, CCR5,- CXCR4-, CRF1-, NPY-1-Rezeptor ist zudem bekannt, welche zwar zur Internalisierung, nicht jedoch zur Aktivierung von G-Protein-Signalen führen. Auch die Entdeckung nicht-desensibilisierender Agonisten, welche zwar G-Protein-abhängige Signalwege aktivieren, jedoch keine 7TM-Rezeptor-Phosphorylierung, β-Arrestin-Translokation sowie Rezeptorinternalisierung zeigen (perfect **„G-protein bias"**) [197], bestärken das neue pharmakologische Modell des „biased agonism". Umgekehrt konnten auch Liganden identifiziert werden, die zu einer β-Arrestin-Rekrutierung führen und/oder Rezeptorinternalisierung induzieren ohne ein detektierbares G-Protein-Signal zu aktivieren [193, 198].

2.3.1.2 „imperfect bias"

Stimuliert ein Ligand hingegen mehrere Signalwege eines Rezeptors, jedoch in unterschiedlichem Ausmaß, spricht man von „imperfect bias". Ein solches Phänomen konnte sowohl bei Rezeptor-Agonisten, als auch -Antagonisten beobachtet werden. Beispielsweise aktivieren verschiedene Katecholamine und Imidazole sowohl Ca^{2+}- als auch cAMP-abhängige Signalwege, jedoch mit unterschiedlicher relativer Wirksamkeit („efficacy") [199]. Zudem konnten Pommier et al. [200] zeigen, dass der CCK2-Rezeptor-Antagonist L365260 hinsichtlich der Inositolphosphatbildung und Freisetzung von Arachidonsäure ähnlich effektiv wie eine ganze Reihe von CCK2-Agonisten agiert. Der Antagonist RB213 wiederum zeigte stark unterschiedliche (100-fach) Fähigkeiten, die beiden Agonistenantworten zu blocken und verhält sich somit „biased".

Eine ganze Reihe weiterer Untersuchungen an Serotonin-, Dopamin-, Opioid-Vasopressin- und adrenergen Rezeptoren, wie auch in physiologischen Systemen [192, 194] deuten auf das Phänomen des „biased agonism" als einen ubiquitär existierenden Mechanismus hin.

Entsprechende Studien demonstrieren zwar die Existenz ligandenselektiver Rezeptorkonformationen und/oder weisen auf spezifische, von der jeweiligen Rezeptorkonformation abhängige Signalmuster hin. Aufgrund der großen strukturellen Variabilität von Liganden und Rezeptoren ist es jedoch bis dato nicht möglich eine Vorhersage darüber zu treffen, welche Rezeptoren bzw. Liganden zum Phänomen des „biased agonism" befähigt sind. Zudem dürfte eine Vielzahl unterschiedlicher Mechanismen, eine enorme Zahl unterschiedlicher Signal- und Adapterproteine und nicht zuletzt die Kopplung von Rezeptoren an verschiedene G-Protein-Subtypen das Phänomen des „biased agonism" beeinflussen. Die Schwierigkeit „biased agonism" zu untersuchen besteht somit zum einen darin zu analysieren, welche biologischen Effekte von „biased ligands" sich auf welche Weise von denen der „unbiased ligands" unterscheiden. Zum anderen ist es essentiell, zwischen den möglichen Ursachen der selektiven Aktivierung rezeptorvermittelter Signale/-wego zu differenzieren.

2.3.2 „Biased agonism" versus „conditional efficacy"

Die bevorzugte Aktivierung bestimmter mit einem Rezeptor verknüpfter Signalwege durch einen Liganden könnte ihren Ursprung entweder in der Variation der Agonisten-Signalstärke haben („Zell-basierte funktionelle Selektivität" oder auch „conditional efficacy") oder durch rezeptorbasierte, selektive Anschaltung zellulärer Signalwege („stimulus trafficking"; „agonist-trafficking") hervorgerufen werden. Der erste Mechanismus geht nicht mit der Formation einer spezifischen Rezeptorkonformation einher, sondern basiert auf der Tatsache, dass schwache Signale fast nur den sensitivsten Signalweg aktivieren. Ein stärkeres Signal hingegen dürfte mehrere verschiedene Signalwege anschalten. Dies sollte nicht mit dem Phänomen des „stimulus-trafficking" („biased agonism") verwechselt werden. Dieser Begriff basiert auf der Idee, dass die chemische Struktur eines Liganden die Konformation des Rezeptors dahingehend verändert, dass dieser bevorzugt mit bestimmten zellulären Proteinen interagiert und somit die Aktivierung eines oder mehrerer verschiedener mit dem gegebenen Rezeptor verknüpfter(n) Signalwege(s) vermittelt. Beide Mechanismen können zwar zu selektiver Aktivierung zellulärer Signalwege führen. Die Ursachen des „stimulus-trafficking" liegen jedoch nicht in zellulären Strukturen sondern der molekularen Struktur des Liganden begründet. Selektive Effekte, die durch die relative Stöchiometrie bzw. die Sensitivität beteiligter Signalkomponenten hervorgerufen werden (kontrolliert z.B. durch die unterschiedliche physiologisch oder pathologisch bedingte Expression von Proteinen, die die GPCR-Funktion regulieren), sind somit therapeutisch nicht so gut kontrollierbar wie die durch ligandeninduzierte, selektive Rezeptorkonformationen vermittelten Signalwirkungen eines Rezeptors (kontrolliert durch die chemische Struktur eines Liganden). Dass beispielsweise die relative Stöchiometrie zellulärer Komponenten zur Entkopplung des G-Proteins von dessen Rezeptor und zur Interaktion mit β-Arrestin führen kann, soll an folgendem Beispiel erläutert werden: In geschlossenen Systemen, in denen die Rezeptorkonzentration in der Plasmamembran der limitierende Faktor zellulärer Signalwirkung ist, reduziert die β-Arrestin/Rezeptor-Interaktion die Affinität des Rezeptors für das jeweilige G-Protein. In diesem Fall dürfte die beobachtete G-Protein-unabhängige, β-Arrestin-vermittelte Aktivierung des ERK-Signalweges von der relativen Stöchiometrie der zellulären Komponenten, welche mit dem Rezeptor interagieren und nicht notwendiger Weise von ligandeninduzierten Rezeptorkonformationen abhängig sein. Ein weiteres Beispiel „zellbasierter funktioneller Selektivität" wäre die G-Protein Spezifität des Calcitonin- oder auch des α_{2A}-Adrenorezeptors in Abhängigkeit der Rezeptorexpression [201, 202]. Multiple Kopplungsmechanismen können somit in Systemen beobachtet werden, in denen, zum Beispiel durch Überexpression, hohe Konzentrationen des Rezeptors oder von G-Proteinen vorliegen. Vor allem bei sehr hohen Rezeptorkonzentrationen (die die Konzentration von G-Proteinen weit übersteigen) können unterschiedliche Agonisten unterschiedliche relative Mengen an Komplexen mit beispielsweise zwei vorliegenden G-Proteinen bilden. Costa und Mitarbeiter konnten entsprechende Beobachtungen an Opioid-Rezeptoren machen: Der Agonist [DAla 2-DLeu 5]-Enkephalin führt zur Stimulation der hochaffinen GTPase, jedoch zur Inhibierung der basalen Adenylylzyklase-Aktivierung in NG 108-115-Zellen. Nach Verminderung des Rezeptorstimulus über Alkylierung konnte keine GTPase-Antwort (am wenigsten sensitive Antwort) mehr beobachtet werden.

2.4 Verwendete GPCR

In der folgenden Arbeit wurde zum einen der β_2AR, zum anderen die beiden purinergen Rezeptoren $P2Y_1$ und $P2Y_2$ untersucht.

2.4.1 β2AR

Bei den drei klonierten humanen βAR-Subtypen β_1, β_2 und β_3 handelt es sich um typische G_s-Protein-gekoppelte Rezeptoren, die ihre Wirkung über das Adenylylzyklasesystem vermitteln. Die codierenden Sequenzen der drei humanen βAR-Subtypen sind von unterschiedlicher Länge und auf verschiedenen Chromosomen lokalisiert [203-205]. Während der β_3-Subtyp in braunem Fettgewebe zu finden ist, wird der β_1AR vornehmlich im Herzen exprimiert [206, 207]. Der vor allem in Glattmuskelzellen des Körpers lokalisierte β_2AR-Subtyp soll im Folgenden genauer beleuchtet werden.

β_2AR können dank der Entwicklung spezifischer Affinitätschromatographiesäulen seit Mitte der 1980er Jahre aufgereinigt werden [208]. Eine Vielzahl von biophysikalischen und biochemischen Studien und nicht zuletzt die 2007 publizierte Kristallstruktur des β_2AR machen diesen zu einem interessanten Modellsystem, um Strukturen und Funktionen weiterer GPCR zu untersuchen.

2.4.1.1 physiologische und therapeutische Relevanz

β_2AR spielen in der Regulation pulmonaler [209, 210] Funktionen, jedoch auch anderer physiologischer Prozesse eine kritische Rolle. Insbesondere die durch die Aktivierung von β_2AR induzierte Relaxation glatter Muskelzellen [206], wie in den Bronchien oder dem Uterus zu finden, wird therapeutisch ausgenutzt. Entsprechend finden Liganden des β_2AR nicht nur in der Behandlung von Asthma Anwendung, sondern werden auch zur Tokolyse eingesetzt [211-213]. Desweiteren vermittelt die Stimulation von β_2AR physiologischer Weise in Gefäßen der Skelettmuskulatur eine Vasodilatation, in der Leber kommt es zur Aktivierung der Glukoneogenese und Glykogenolyse, im Pankreas zur Insulinsekretion und in den Mastzellen zu einer verminderten Degranulation. Die Lokalisierung von β_2AR im Herzen und ihre kardiovaskulärer Funktion [214] konnten ebenfalls nachgewiesen werden. Allerdings dominiert hier das Vorliegen des β_1-Subtyps im Verhältnis $\beta_1AR:\beta_2AR = 70:30$ [215] und die maximale Kontraktilität des Herzmuskels kann nur über eine Stimulation des β_1AR erreicht werden [216].

2.4.1.2 Liganden

Die Verfügbarkeit eines großen Repertoires an β_2AR-Antagonisten und -Agonisten unterschiedlicher Wirksamkeit („efficacy" bezüglich G_s-Aktivierung) stellt ein attraktives Werkzeug zur Untersuchung ligandenabhängiger Rezeptorstrukturen und Signalwege dar. Besonders die beiden strukturell sehr ähnlichen endogenen Liganden, Noradrenalin und Adrenalin, machen den β_2AR zu einem interessanten Untersuchungsobjekt.

2.4.1.2.1 Grundstrukturen

Liganden am β_2AR weisen strukturell gesehen große Homologie auf: Die Grundstruktur beinhaltet ein primäres oder sekundäres Amin, eine chirale β-Hydroxyl-Gruppe und einen aromatischen Ring. Bei Agonisten sowie Partialagonisten ist die aromatische Ringstruktur des Amins durch zwei Kohlenstoffatome getrennt, bei Antagonisten und inversen Agonisten durch drei Kohlenstoffatome und ein Sauerstoffatom. Es gibt Hinweise darauf, dass die Aminstruktur von Agonisten, Partialagonisten und Antagonisten mit der Position Asp113 in TM3 des β_2AR interagiert [217]. Die strukturellen Unterschiede der aromatischen Komponente dürften für die unterschiedlichen Liganden-„Efficacies" verantwortlich sein. β_2AR-Agonisten besitzen meist aufgrund der β-OH-Gruppe an der Ethanolamin-Funktion ein asymmetrisches Zentrum [218]. Das Vorliegen dieses Asymmetriezentrums resultiert in der Existenz zweier optischer Isomere (R oder S bzw. - oder +), die als racemisches Gemisch vorliegen. Fenoterol hingegen besitzt zwei asymmetrische Zentren und somit vier Enantiomere.

2.4.1.2.2 Endogene Liganden

Noradrenalin sowie Adrenalin sind wichtige Botenstoffe im sympathischen Nervensystem und werden aus den α-Aminosäuren L-Tyrosin und L-Phenylalanin gebildet. Der Abbau der aufgrund ihrer Katecholaminstruktur auch als endogene Katecholamine bezeichneten Substanzen zu sympathisch/biologisch unwirksamen Abbauprodukten erfolgt über die beiden spezifischen Enzyme, Katecholamin-O-Methyltransferase (COMT) und die Monoaminoxidase (MAO). Strukturell gesehen unterscheiden sich die beiden endogenen β_2AR-Agonisten nur im Vorhandensein bzw. Fehlen einer Methylgruppe am Amin (siehe Strukturen unter „Material und Methoden" unter 2.1.4.).

Während der β_2AR eine leicht höhere Affinität für Adrenalin aufweist, bindet der β_3AR Noradrenalin stärker. Der β_1AR wiederum bindet die beiden endogenen Agonisten mit vergleichbarer Affinität [219]. Noradrenalin ist im sympathischen Nervensystem und einigen Regionen des Zentralnervensystems, wie dem Hypothalamus und vegetativen Zentren im Hirnstamm, in hoher Konzentration vorhanden. Noradrenalin dient als Neurotransmitter des zweiten sympathischen Neurons und wird auf Grund von elektrischen Aktionspotentialen aus den Speichervesikeln der Varikositäten an der präsynaptischen Membran postganglionärer sympathischer Nervenfasern in den synaptischen Spalt freigesetzt. Adrenalin hingegen wirkt primär als zirkulierendes Hormon, wird im Nebennierenmark gebildet (und auch anderen chromaffinen Zellen verschiedener Gewebe) und gelangt über die Blutbahn zum Erfolgsorgan. Da Noradrenalin sowohl im Nebennierenmark als auch in sympathischen Nervenendigungen gebildet wird, übersteigt dessen Plasmakonzentration die von Adrenalin. Noradrenalin kann also ebenfalls als zirkulierendes Hormon agieren, übt jedoch als Überträgersubstanz primär eine lokal begrenzte Wirkung aus, während Adrenalin aufgrund seiner humoralen Verteilung systemische Wirkung besitzt. Die Wirkung der beiden endogenen Katecholamine erfolgt über drei Familien G-Protein-gekoppelter Rezeptoren, zum einen den β-adrenerger Rezeptoren, zum anderen den $α_1$- sowie $α_2$-adrenergen Rezeptoren.

2.4.2 P2YR

Burnstock beschrieb 1978 die P2- und P1-Rezeptoren als Targets für Adenosin, ATP und ADP. 1994 wurden die Rezeptoren der P2-Rezeptor Familien von Abbracchio und Burnstock [220] in P2Y (G protein-coupled receptors) und P2X (ligand-gated cation channels) untergliedert.

Die P2Y-Rezeptorfamilie unterscheidet sich von anderen bekannten Familien G-Proteingekoppelter Rezeptoren durch stark variable Aminosäuresequenzen der acht verschiedenen Subtypen und zeigt in der Konsequenz signifikante pharmakologische und funktionelle Unterschiede. Der humane $P2Y_1$- und $P2Y_{11}$-Rezeptor besitzen beispielsweise insgesamt nur eine etwa 33 %ige Sequenzhomologie. Mit bovinem Rhodopsin teilt der $P2Y_1$-Rezeptor sogar nur eine 19 %ige Sequenzhomologie. Trotz ähnlich geringer struktureller Homologie zwischen dem $P2Y_2$R und bovinem Rhodopsin zeigten Strukturvergleiche (mittels Computersimulation) bovinen Rhodopsins mit dem humanen $P2Y_2$- bzw. dem Carazolol-gebundenem β_2-AR eine etwas höhere Ähnlichkeit des $P2Y_2$-Rezeptors mit bovinem Rhodopsin gegenüber dem β_2AR [19, 20, 221].

Spezifische Muster polarer Aminosäuren in TM6 und 7 der P2Y-Rezeptoren dürften für die Ligandenspezifität der Subtypen verantwortlich sein [222]: $P2Y_{1,\,6}$- und $P2Y_{12}$-Rezeptoren werden hauptsächlich von Nukleosiddiphosphaten, die Subtypen $P2Y_2$ sowie $P2Y_4$ vor allem durch Nukleosidtriphosphate aktiviert. Basierend auf ihrer Selektivität gegenüber der Grundstruktur des gebundenen Nukleotids lassen sich die P2Y-Subtypen $P2Y_1$, $P2Y_{11}$ und $P2Y_{12}$ den purinselektiven P2YR zuordnen; wohingegen der $P2Y_{2,\,4,}$ und der $P2Y_6$ sowohl durch Purin- und Pyrimidin-Nukleotide aktiviert werden [223]. Je nach P2Y-Rezeptorsubtyp, führt eine Aktivierung durch Agonisten entweder zur Stimulation der PLC und Freisetzung intrazellulären Calciums, oder es kommt zur Aktivitätsänderung der Adenylylzyklase und in der Folge zu veränderten cAMP-Spiegeln. In **Tabelle 3** sind die Lokalisierung und strukturellen Charakteristika der einzelnen P2YR-Subtypen zusammengefasst

P2Y-Subtyp	Expressionsorte	Agonisten	Antagonisten	Transduktionsmechanismus	Ausgewählte Referenzen
$P2Y_1$	Epithel-/Endothelzellen, Blutplättchen, Immunzellen, u.a.	2-MeSADP > 2-MeSATP = ADP > ATP	MRS2279, MRS 2179	$G_q/G_{11}\uparrow$; $PLC\beta\uparrow$	Ayyanathan et al., 1996; Janssens et al., 1996
$P2Y_2$	Immunzellen, Epithel-/Endothelzellen, Nierentubuli, u.a.	UTP = ATP	Suramin	$G_q/G_{11}\uparrow$; $PLC\beta\uparrow$; evt. G_i	Parr et al., 1994; Lazarowski et al., 1995
$P2Y_4$	Endothelzellen	UTP > ATP	Reactive Blue2, PPADS	$G_q/G_{11}\uparrow$; $PLC\beta\uparrow$; evt. G_i	Nicholas et al., 1996; Communi, et al., 1995

P2Y-Subtyp	Expressionsorte	Agonisten	Antagonisten	Transduktionsmechanismus	Ausgewählte Referenzen
$P2Y_6$	Einige Epithelzellen, Plazenta, T-Zellen, Thymus	UDP > UTP >> ATP	Reactive Blue2, PPADS, Suramin	$G_q/G_{11}\uparrow$; $PLC\beta\uparrow$	Chang et al., 1995; Communi, et al., 1996
$P2Y_{11}$	Milz, Darm, Granulozyten	AR-C67085MX > Bz-ATP ≥ ATPγS > ATP	Suramin, Reactive Blue 2	$G_q/G_{11}\uparrow$; $PLC\beta\uparrow$	Communi et al.,1997; Qi et al., 2001; White et al., 2003
$P2Y_{12}$	Blutplättchen, Gliazellen	ADP = 2-MeSADP	AR C6708 5MX, ARC 69931MX	G_i (2); $AC\downarrow$	Hollopeter et al., 2001; Takasaki et al., 2001
$P2Y_{13}$	Milz, Hirn, Lymphknoten, Knochenmark	ADP = 2-MeSADP >> ATP/2-MeSATP		G_i	Communi et al., 2001; Zhang et al., 2003
$P2Y_{14}$	Plazenta, Fettgewebe, Magen, Darm, u.a.	UDP-Glukose = UDP-Galaktose		$G_{i/o}$	Chambers et al., 2000; Freeman et al., 2001

Tabelle 3: Lokalisierung und strukturelle Charakteristika 8 klonierter, in Säugetieren exprimierter P2YR-Subtypen (King et al., 2002 [224]; von Kügelgen et al., 2006 [225]). Abkürzungen: ARC67085, 2-Propylthio-β,γ-dichloromethylen-D-ATP; ATPγS, Adenosin-(O-3-Thiotriphosphat); Bz-ATP, 3`-O-(4-benzoyl)benzoyl ATP; 2-MeSADP, 2-Methylthio-ATP; PPADS, Pyridoxal-Phosphat-6-Azophenyl-2`,4`-Disulfonsäure

Die Aktivierung von nativen P2Y-Rezeptoren kann darüber hinaus auch zur Stimulation weiterer Effektoren, wie der PKC, aber auch zur G-Protein-vermittelten Aktivierung der MAP-Kinasen führen. Auch die Bildung aus dem Endothelium freigesetzter Relaxationsfaktoren [226] ist beobachtet worden. Welche der intrazellulären Transduktionsmechanismen aktiviert werden, dürfte nicht alleine durch den jeweils aktivierten Subtyp bestimmt werden, sondern auch von der zelltypspezifischen Expression der Rezeptoren abhängen [226]. Die Unterschiede in den G-Protein Kopplungseigenschaften der P2Y-Rezeptorsubtypen könnten zu einem „fine tuning" der zellulären Antworten beitragen.

2.4.2.1 P2Y$_1$R

2.4.2.1.1 Physiologische Relevanz

Der ursprünglich von Webb et al. (1993) klonierte P2Y$_1$-Rezeptor ist hauptsächlich in Endothel- und Epithelzellen, Blutplättchen, Osteoklasten, Immunzellen, aber auch in neuronalem Gewebe exprimiert und spielt eine große Rolle bei der Blutplättchenaggregation [227-229]. Entsprechend verlängert das Fehlen des Rezeptors die Blutungszeit und schützt vor ADP-induziertem Thromboembolismus [230, 231]. Der P2Y$_1$-Rezeptor vermittelt zudem die Adeninnukleotid-induzierte Ausschüttung des vom Endothel freigesetzten Relaxationsfaktors Stickstoffmonoxid und dürfte auch in der Modulation neuronaler Signalweiterleitung involviert sein.

2.4.2.1.2 Liganden

Sowohl der humane, als auch der P2Y$_1$-Rezeptor der Ratte zeigen eine Präferenz für die Bindung von Diphosphat- gegenüber Triphosphatnukleotiden. Letztere können, je nach Versuchsbedingungen und vermutlich auch in Abhängigkeit von der Rezeptordichte, am humanen P2Y$_1$-Rezeptor jeweils als Agonisten, Partialagonisten oder auch Antagonisten wirken [232, 233].

Neben MRS2179 [234] vermitteln auch Suramin, PPADS und „Reactive blue 2" antagonistische Wirkung am P2Y$_1$R [235].

Die Ligandenbindungsstelle des P2Y$_1$-Rezeptors ist detailliert charakterisiert [236-240], was das Design selektiver Agonisten und Antagonisten für diesen Rezeptorsubtyp erlaubt [225, 230]. Einige Aminosäuren im EL 1, 2 und 3 sollen eine große Bedeutung bei der Ligandenbindung haben [238, 239].

2.4.2.2 P2Y$_2$R

2.4.2.2.1 Physiologische und therapeutische Relevanz

Der P2Y$_2$-Rezeptor wurde zunächst von Lustig et al. (muriner P2Y$_2$R) [241] kloniert und ist in einer Reihe physiologischer wie auch pathologischer Prozesse involviert: So besitzt der P2Y$_2$R beispielsweise Einfluss auf die Kontrolle des Chloridionenflusses (erhöht diesen) im Lungenepithel und dient aufgrund dessen als Target für die Behandlung zystischer Fibrose [242]. Der durch Aktivierung des Rezeptors vermittelte Anstieg der Salz- und H$_2$O-Sekretion macht ihn zudem zu einem potentiellen Target für die Behandlung des „dry eye syndroms" [243]. Desweiteren spielt der P2Y$_2$-Rezeptor auch im Prozess der Atherosklerose, bei neurodegenerativen Erkrankungen [244-246], dem Schmerz- und Enzündungsgeschehen [247], sowie dem Tumorwachstum [248] eine Rolle und ist am Prozess der Vasodilatation [249] beteiligt.

Einleitung

2.4.2.2.2 Liganden

Wie bereits angedeutet, besitzt der P2Y$_2$-Rezeptor die Besonderheit, dass seine beiden endogenen Agonisten, sowohl **ATP** als auch **UTP**, den Rezeptor mit gleicher Wirksamkeit und Wirkstärke („efficacy" und „potency") stimulieren können [250]. Als ein Nukleosidtriphosphat-sensitiver Rezeptor repräsentiert der P2Y$_2$-Rezeptor somit eine „Verbindung" zwischen den Adenin- (P2Y$_{1, 2, 11-13}$) und den Pyrimidin- (P2Y$_{2, 4, 6, 14}$) Nukleotid-aktivierten Rezeptorsubtypen der P2Y-Familie. Auch Dinukleotide, wie Diuridin-Tetraphosphat oder Diadenosin-Tetraphosphat, können den P2Y$_2$-Rezeptor aktivieren und dürften ebenfalls als physiologische Agonisten fungieren [251]. Es sind zwar noch keine (hoch-)selektiven Agonisten für den P2Y$_2$-Rezeptorsubtyp bekannt; jedoch zeigen einige von El-Tayeb *et al.* [252] und Ivanov *et al.* [253] synthetisierte UTP-Analoga gewisse Selektivität für den P2Y$_2$-Subtyp.

Trotz ihrer eher moderaten Selektivität, Wirkstärke („potency") und Wirksamkeit („efficacy") befanden sich zwei P2Y$_2$R-Liganden mit Dinukleotidstruktur bereits 2004/2005 in der klinischen Prüfung als neue Behandlungsmethode für das „dry eye syndrom" oder der zystischen Fibrose [245]. 2009 wies eine klinische Studie von Chang [254] den positiven Effekt oralen Uridins in der Behandlung des „dry eye syndroms" nach. Im Oktober 2008 konnte die Phase-3-Studie „TIGER-2" die therapeutische Wirksamkeit des P2Y$_2$-Antagonisten Denufosol (2'-Desoxycytidin(5')tetraphospho(5')uridin) zur Behandlung der zystischen Fibrose gegenüber Placebo zeigen (Inspire Pharmaceuticals, Durham). Schon einige Jahre zuvor sprachen Kellerman *et al.* und Nour *et al.* einigen P2Y$_2$-Nucleotidliganden ein gewisses Potential zur Behandlung der zystischen Fibrose [255, 256] sowie der Netzhautablösung [257] zu.

2.5 Zielsetzung

Der Mechanismus der Signaltransduktion und die damit verbundenen strukturellen und biochemischen Eigenschaften von G-Protein-gekoppelten Rezeptoren sind schon seit längerer Zeit Bestandteil intensiver Forschung. Es handelt sich hierbei um ein sehr komplexes „Netzwerk" einer Vielzahl an Proteinen und Rezeptorcharakteristika. In diesem Zusammenhang hat besonders die Familie der β-Arrestine in den letzten Jahren allgemeines Interesse erlangt. Neben ihrer Funktion der Signaltermination, dienen die multifunktionellen Adapterproteine auch als Signaltransduktoren GPCR-verknüpfter Signalwege.

Ziel der vorliegenden Arbeit soll es nun sein, durch verschiedene Ansätze sowohl die molekulare Basis, als auch die Ligandenabhängigkeit der β-Arrestin-Rekrutierung, wie auch weiterer β-Arrestin-(un-)abhängiger Signaltransduktionsmechanismen zu untersuchen.

Die Arbeit ist in die folgenden beiden Teile untergliedert:

1. Schlüsselrolle C-terminaler Phosphorylierungsstellen des

   a) P2Y$_1$R im Prozess der β-Arrestin2-Rekrutierung, Rezeptorinternalisierung und -desensibilisierung

   b) β$_2$AR im Prozess der β-Arrestin2/Rezeptor-Interaktion

2. Ligandenabhängige Signalmuster („ligand bias") des

   a) β$_2$AR (G-Protein-Aktivierung, β-Arrestin2-Translokation/-Rezeptor-Interaktion, Rezeptorinternalisierung)

   b) P2Y$_2$R (Rekrutierung von sowohl β-Arrestin1, als auch β-Arrestin2, ERK-Aktivierung)

In Teil 2. stand vor allem die Untersuchung des „biased agonism" als ein endogenes Phänomen im Vordergrund.

3 Materialien/Methoden

3.1 verwendete Lösungen und Chemikalien

Sofern nicht anders angegeben, wurden die verwendeten Chemikalien und Lösungen von den Firmen Sigma Aldrich (Steinheim, Deutschland), Merck (Darmstadt, Deutschland) oder Carl Roth (Karlsruhe, Deutschland) bezogen. Der Reinheitsgrad betrug in der Regel „pro analysi" (p.a.).

3.1.1.1 Medien für die Bakterienkultur

- LB-Medium (Lysogeny Broth Medium): 10 g/l Trypton, 5 g/l Hefeextrakt, 10 g/l NaCl, pH 7,2
- LB-Agar: LB-Medium versetzt mit 10 g/l Agar
- Ampicillinhaltiges LB-Medium/LB-Agar: LB-Medium/LB-Agar mit 100 mg/l Ampicillin

3.1.1.2 Medien für die eukaryote Zellkultur

- Modifiziertes DMEM für HEK-293 Zellen und 1321N1 Astrocytoma-Zellen: Dulbecco`s Modified Eagle Medium mit 4,5 g/l Glucose (PAN-Biotech, Aidenbach, Deutschland) versetzt mit 10% (V/V) fetalem Kälberserum, 100 mg/l Streptomycin, 100000 U/l Penicillin-G und 2 mmol/l L-Glutamin (letzten drei Komponenten Gibco-Life Technologies, Eggenstein, Deutschland)
- Modifiziertes Medium für CHO-Zellen: Dulbecco`s Modified Eagle Medium mit 4,5 g/l Glucose, angereichert mit Nährfaktor F12 (PAN-Biotech), 10 % (V/V) fetalem Kälberserum, 100 mg/l Streptomycin, 100000 U/l Penicillin und 2 mmol/l L-Glutamin

- Modifiziertes DMEM mit G(Geneticin)-418 (Gibco-Life Technologies) für stabile Zelllinien: Analoge Zusammensetzung wie DMEM für den jeweiligen Zelltyp mit zusätzlich 200 mg/l G-418 versetzt.
- Modifiziertes DMEM zum Einfrieren von Zellen: 70 % (V/V), für den jeweiligen Zelltyp entsprechend modifiziertes, DMEM, 20 % (V/V) fetales Kälberserum, 10 % (V/V) Dimethylsulfoxid

3.1.1.3 Puffer und Lösungen

Komponente	Untergelpuffer (4X)	Obergelpuffer (4X)
SDS	4,0 g	2,0 g
Tris-HCl	500 ml 3 M, pH 8,8	250 ml 1 M, pH 6,8
H_2O	Ad 1,0 l	Ad 500,0 ml

Tabelle 4: Zusammensetzung des Unter- bzw. Obergelpuffers zur Herstellung eines SDS-PAGE-Gels

Komponente	Trenn-/Untergel (10 %)	Sammel-/Obergel (4 %)
Acrylamid (30 %)/Bisacrylamid (0,8 %)	8,2 ml	1,3 ml
$(NH_4)_2S_2O_8$ (10 %)	125 µl	75 µl
H_2O	4,0 ml	3,6 ml
TEMED (N,N,N`,N`-Tetramethylethylendiamin)	13 µl	8 µl
Ober-bzw. Untergelpuffer	12,5 ml	5,0 ml

Tabelle 5: Zusammensetzung eines 4 %igen SDS-PAGE-Ober- bzw. 10 %igen Untergels

- 10XTAE-Puffer: 400 mM Tris-HCl (AppliChem GmbH, Darmstadt, Deutschland), 50 mM Natriumacetat, 10 mM EDTA, pH 8,0
- Agarosegel: 1XTAE-Puffer mit 1 % (M/V) Agarose und 0,0001 % Ethidiumbromid versetzt
- 10XDNA-Laufpuffer für Agarosegelelektrophorese: 100 mM EDTA, 30 % (V/V) Glycerol, 0,05 % (M/V) Bromphenolblau, 0,05 % (M/V) Xylencyanol

- KCM-Puffer: 150 mM $CaCl_2$, 250 mM $MgCl_2$, 500 mM KCl (alles AppliChem)
- PBS-Puffer: 137 mM NaCl, 2,7 mM KCl, 12 mM Na_2HPO_4/KH_2PO_4, pH 7,4
- 10XSDS-Laufpuffer: 250 mM Tris, 1,92 M Glycin, 1 % SDS (AppliChem)
- Zusammensetzung SDS-PAGE (Natriumdodecylsulfat-Polyacrylamid-
- gelelektrophorese)-Gel(-puffer) siehe **Tabelle 4/5**.
-
- 10XTBS (Tris-buffered saline): 24,2 g/l Tris Base, 80 g/l NaCl, pH 7,6
- 1XTBS/T: 1XTBS-Puffer mit 0,1 % Tween-20
- Blockpuffer 1 (für Western blotting): 1XTBS, 0,1 % Tween-20 mit 5 % fettfreiem Milchpulver
- Antikörper-Puffer: 0,25 % Bovines Serum Albumin (BSA; Fraktion V; AppliChem), 50 mM Tris, pH 7,6, 0,2 % NP 40, 150 mM NaCl
- Detektionslösung: 14,77 mg/ml p-Cumarsäure, 44,3 mg/ml Luminol, Perhydrol in 100 mM Tris (pH 8,3)
- Stripping-Puffer: 100 mM Glycin, 0,1 % SDS
- Blockpuffer 2 (für ELISA): PBS versetzt mit 1 mM $CaCl_2$ und 3 % BSA
- Zamboni-Lösung [258]: 15 ml doppelt gefilterte 1,2 %ige Pikrinsäurelösung, 2 g Paraformaldehyd, mit 2,5 %iger NaOH neutralisiert; ad 500,0 ml mit Phosphatpuffer nach Sörensen, pH 7,3, auffüllen.
- HBSG: 10 mM HEPES (pH 7,2; AppliChem), 150 mM NaCl, 2,5 mM KCl, 4 mM $CaCl_2$, 10 mM Glukose
- REA-Mix (für Adenylylzyklase-Assay): 100 mM Tris (pH 7,4), 0,2 mM cAMP, 0,4 % BSA, 20 µM GTP, 0,2 mM ATP, 2 mM $MgCl_2 6H_2O$, 1 mM RO-20-1724 (Phosphodiesterasehemmer), Phosphokreatin 0,59 % (Roche), Kreatinkinase 0,08 % (Roche Holding GmbH, Grenzach, Deutschland), gereinigtes α-^{32}P-ATP (GE Healthcare, Amersham), ca. 200000 cpm/Probe
- Messpuffer 1 (für die Konfokal- bzw. FRET-Mikroskopie): 10 mM HEPES, 140 mM NACl, 5,4 mM KCl, 1 mM $MgCl_2$, 2 mM $CaCl_2$; pH 7,3
- Messpuffer 2 (für Ca^{2+}-Messungen): Zusammensetzung analog zu Messpuffer 1 Anstatt $CaCl_2$ ist jedoch 5 mM EGTA zugesetzt.

3.1.1.4 Verwendete Agonisten/Antagonisten

Agonist	Endkonzentration	Strukturformel	Abschnitt
ADP (eingesetzt als Natriumsalz)	100 µM		1
2-Methylthio-ADP (2-MeSADP) (eingesetzt als Trinatriumsalz)	10 nM		1
ATP (eingesetzt als Dinatriumsalz)	100 µM		5

Materialien/Methoden

Agonist	Endkonzentration	Strukturformel	Abschnitt
UTP (eingesetzt als Trinatriumsalz)	100 µM		5
(R)-(-)-Isoproterenol (eingesetzt als Hydrochlorid)	10 µM		2/4
(R)-(-)-Adrenalin (eingesetzt als Bitartrat)	10 µM		4
(R)-(-)Noradrenalin (eingesetzt als Bitartrat)	300 µM		4
(R)-(-)Terbutalin (eingesetzt als Hemisulfat)	150 µM		4
Fenoterol (*RR*)-Enantiomer (oben) und (*SS*)-Enantiomer (unten) (eingesetzt als Hydrobromid)	10 µM		4
Alprenolol (als Racemat eingesetzt) (eingesetzt als Hydrochlorid)	10 µM		4
MRS2179 (eingesetzt als Tetranatriumsalz)	100 nM - 1 µM		1

Tabelle 6: Endkonzentrationen der, für die in den einzelnen Abschnitten des Ergebnisteils (rechte Spalte) beschriebenen Experimente, verwendeten Substanzen und deren Strukturformeln. Die Strukturformeln verwendeter Agonisten finden sich vergrößert auch im Anhang.

3.2 Biologisches Material und Zellkultur

3.2.1.1 Prokaryote Zellsysteme

- *E.coli* DH5α bzw. JM 109 (Invitrogen GmbH, Karlsruhe, Deutschland)

3.2.1.2 Prokaryote Zellkultur

E.coli DH5α wurden in LB-Medium bzw. auf LB-Agarplatten mit dem, für die jeweilige Resistenz des transformierten Plasmides, entsprechendem Selektionsmedium versetzt und im Brutschrank bzw. Schüttler über Nacht bei 37 °C kultiviert.

3.2.1.3 Eukaryote Zellsysteme

- HEK-293, humane, embryonale Nierenepithel-Zellen, Adenovirus 5-transformiert
- CHO-Zellen, Ovarzellen des chinesischen Hamsters
- 1321N1 Astrozytoma-Zellen, aus humanen Astrozytoma-Zellen gewonnene Zellinie (ECACC 860304402, Porton Down, Whiteshire, UK; 42/87)

3.2.1.4 Eukaryote Zellkultur

Die Zellen wurden in entsprechend für den jeweiligen Zelltyp modifiziertem DMEM bei 37 °C und 7 % CO_2 kultiviert. Zur Weiterzucht wurden die konfluenten Zellen alle 48-72 h mit Hilfe von 0,5 ml Trypsin-EDTA (0,5 g/l) von der Zellkulturschale abgelöst, mit DPBS (Dulbeco`s Phosphate Buffered Saline) (beides von Pan-Biotech) gewaschen, in Medium resuspendiert und im Verhältnis 1:6 gesplittet (1 Teil Zellsuspension:5 Teile frisches Medium)

3.2.1.5 Plasmid-DNA

- Humaner-$P2Y_1R$ [239] - im Folgenden als wt-$P2Y_1R$ bezeichnet
- Humaner-HA-$P2Y_1R$ Gruppe 1-3-GFP (auch als $P2Y_1$-Clustermutanten bezeichnet) (Leon, C., Instiut National de la Sante, Strasbourg, Frankreich)
- Humaner-HA-$P2Y_1R$ ST/AA -CFP (auch als $P2Y_1$-Doppelmutante bezeichnet) (diese Arbeit)
- Humaner-HA-$P2Y_1R$ S352A-, S354A-, T358A-, T371A-, S372A-GFP ($P2Y_1$-Punktmutanten) (Leon, C., Instiut National de la Sante, Strasbourg, Frankreich)
- Humaner-HA-$P2Y_1R$ S352A- bzw. T358A-CFP (auch als $P2Y_1$-Punktmutanten bezeichnet) (diese Arbeit)
- Humaner-HA-$P2Y_1R$ Δ363-YFP (Leon, C., Instiut National de la Sante, Strasbourg, Frankreich)
- Humaner-$β_2AR$ (Im Haus vorhanden)
- Humaner-$β_2AR$-YFP [219]
- Humaner-$P2Y_2R$ (University of Missouri-Rolla)
- Humaner-$P2Y_2R$-YFP [259]
- Humaner $P2Y_2$-CFP [259]
- Bovines β-Arrestin1-GFP [136]
- Bovines β-Arrestin2-YFP [136]
- Bovines β-Arrestin2-CFP, Bovines β-Arrestin1-CFP oder –Cer (Zabel, U., Institut für Pharmakologie, Würzburg)
- Bovine GRK2 (Im Haus vorhanden)

- Humaner-β_2AR PD-, PD-N-, PD-C-, ΔC2-, ΔC2-PD-, ΔAsn405-YFP (auch als Mutanten β_2AR bezeichnet) [260]
- Gα_s-YFP, Gβ, CFP-Gγ_2 (S.Ikeda, Guthrie Research Institute, Sayre, PA)

Als Expressionssystem der rekombinanten Proteine in eukaryotischen Zellen wurde der pcDNA3 Vektor (Invitrogen, Carlsbad, CA) verwendet. Die essentiellen Proteinsequenzen der im Laufe der Arbeit konstruierten/verwendeten Plasmide sind in den jeweiligen Abschnitten des Ergebnisteils dargestellt.

3.2.1.6 Stabile Zelllinien

- HEK-293-humaner-β_2AR (diese Arbeit)
- HEK-293-humaner-β_2AR-YFP (diese Arbeit)
- CHO-humaner-β_2AR [219, 261]
- HEK-293-humaner-HA-P2Y$_1$-Gr 1-3-GFP (diese Arbeit)

3.2.1.7 Oligonukleotid-Primer

Alle PCR-Primer, zur Klonierung der unter 2.3.1.4 beschriebenen Konstrukte, wurden von der Firma MWG-Biotech GmbH (Hilden, Deutschland) synthetisiert.

Bezeichnung	Sequenz	Schnittstelle
SR01	5`-GCAAATTTGCAAGCCAAGAGTGAAGACATGGCCCTCAATATTTTACCT-3	
SR02	5`-AGGTAAAATATTGAGGGCCATGTCTTCACTCTTGGCTTGGCTTGCAAATTTGC-3	
SR03	5`-CAGAATGGAGATACAAGCCTGGTGAGCAAGGGCGAGGAGCTG-5	
SR04	5`-CAGCTCCTCGCCCTTGCTCACCAGGCTTGTATCTCCATTCTG-3	
SR05	5`-GGCATGGACGAGC<u>TATACA</u>AGTGA<u>CTCGAG</u>AAATCAAAATCTGAGATA-3	BSrG1/Xho1
JK1	5`-ATCTTCGGGGATGCCATGTGTAAACTGCAGAGG-3	

Tabelle 7: Sequenzen der verwendeten Oligonukleotidprimer. Die Schnittstellen von Restriktionsenzymen sind unterstrichen. Durch die rot hervorgehobene Mutation wurde die Bsrg1-Schnittstelle entfernt.

3.2.1.8 Enzyme

- Pfu DNA-Polymerase (Promega, Madison, USA)
- Taq DNA-Polymerase (Perkin Elmer, Massachusetts, USA)
- Restriktionsenzyme (NEB, New England Biolabs)
- T4 DNA-Ligase (NEB)

3.2.1.9 Antikörper

- Anti-HA Antikörper (Prof. S. Schultz, Jena, Deutschland)
- Polyklonaler Meerrettichperoxidase (horseradish peroxidase, HRP)-konjugierter Antikörper aus der Ziege gegen Kaninchen-Antikörper gerichtet (Dianova, Hamburg, Deutschland)
- Polyklonaler Anti-Phospho-p44/42 MAPK (Trh-202/Tyr-204) Antikörper aus dem Kaninchen (Cell Signaling, Danvers, MA)
- Polyklonaler p44/42 MAPK-AK (Cell Signaling)

Die Antikörper wurden, je nach Versuch, in PBS-Puffer oder OPTI-MEM® 1 (Invitrogen, Karlsruhe, Deutschland) auf die erwünschte Endkonzentration verdünnt.

3.3 Methoden

3.3.1.1 Molekularbiologische Methoden

3.3.1.2 DNA-Transformation

- Kompetente JM 109 E.coli Bakterien wurden mit 0,1 µg Plasmid-DNA versetzt, 10 Minuten auf Eis inkubiert und anschließend 50 s bei 42 °C erhitzt. Nach Zugabe von 900 µl LB-Medium, erfolgte eine 50-minütige Inkubationsphase bei 37 °C. Etwa 10 % (V/V) der Bakteriensuspension wurden auf LB-Platten mit dem entsprechenden Selektionsantibiotikum ausplattiert.

- Alternativ wurde die KCM-Methode angewendet: 5-10 µl Ligationsansatz oder 0,1 µg Plasmid-DNA wurden mit 25 µl 5XKCM-Puffer und 100 µl kompetenten DH5α E.coli Bakterien gemischt. Der Ansatz wurde für 20 min auf Eis belassen und anschließend 10 min bei RT inkubiert. Ein Aliquot der Zellsuspension wurde entsprechend der Hitzeschock-Methode auf LB-Platten mit Selektionsmedium überimpft.

3.3.1.3 DNA-Präparation

Die DNA-Isolation und Aufreinigung größerer DNA-Mengen erfolgte gemäß der Herstelleranweisung (QIAGEN-tip 500, Qiagen, Hilden, Deutschland). Der entsprechend dem Protokoll durchgoführten alkalischen Lyse der Bakterien, folgte die chromatographische Reinigung der gewonnenen DNA über Anionenaustausch. Die DNA-Konzentration wurde photometrisch durch Messung der optischen Dichte bei 260 nm (Extinktion) bestimmt. Einer optischen Dichte von 1,0 bei 260 nm entspricht 50 ng/µl doppelsträngige DNA. Entsprechend wurde die vorliegende DNA-Konzentration über das Lambert-Beersche-Gesetz ermittelt. Die teilweise Überlagerung der Absorption von Nukleinsäuren bei 260 nm und Proteinen bei 280 nm wurde genutzt, um die Reinheit der Nukleinsäurepräparation abzuschätzen. Lag der Quotient über 1,8, so wurde die Reinheit der Präparation als ausreichend angesehen.

3.3.1.4 DNA-Aufreinigung

Zur Trennung, Identifizierung und Reinigung von DNA-Fragmenten wurden 1 % (M/V) Agarosegele verwendet. Die Detektion, der nach Größe in 1XTAE-Laufpuffer gelelektrophoretisch getrennten DNA-Fragmente, erfolgte durch Interkalation von Ethidiumbromid zwischen den Basen der Nukleinsäuren. Nach Anregung mit UV-Licht, (365 nm) erschien der Ethidiumbromid/Nukleinsäure-Komplex im sichtbaren Bereich (500-590 nm) als fluoreszierende Bande. Banden erwarteter Größe wurden ausgeschnitten und mit Hilfe des Quiaquick Gel Extraction Kit (Quiagen) nach Protokoll des Herstellers (durch Absorption an Glasmilch) aufgereinigt.

3.3.1.4.1 Konstruktion von P2Y1 ST/AA-eCFP bzw. Fusion von P2Y1 S352A oder T358A an eCFP

PCR	Template	Vorwärts-primer	Rückwärts-primer	PCR	Template	Vorwärts-primer	Rückwärts-primer
1.	Wt-P2Y$_1$R-C44-CFP pcDNA3	SR01	NZ1	1.	Wt-P2Y$_1$R-C44-CFP pcDNA3	SR03	NZ1
2.	Wt-P2Y$_1$R-C44-CFP pcDNA3	JK1	SR02	2.	P2Y$_1$R-C44 S352A- bzw. T358A-CFP pcDNA3	JK1	SR04
3.	1. + 2.	JK1	NZ1	3.	1. + 2.	JK1	NZ1

Tabelle 8: Angegeben sind die für die jeweiligen PCR-Schritte als Template eingesetzten cDNA sowie die verwendeten Primer. Links: Template-DNA und Primer zur Klonierung von. P2Y$_1$ S352A/T358A-CFP. Rechts: Template-DNA und Primer zur Klonierung von P2Y$_1$ S352A- oder T358A-CFP.

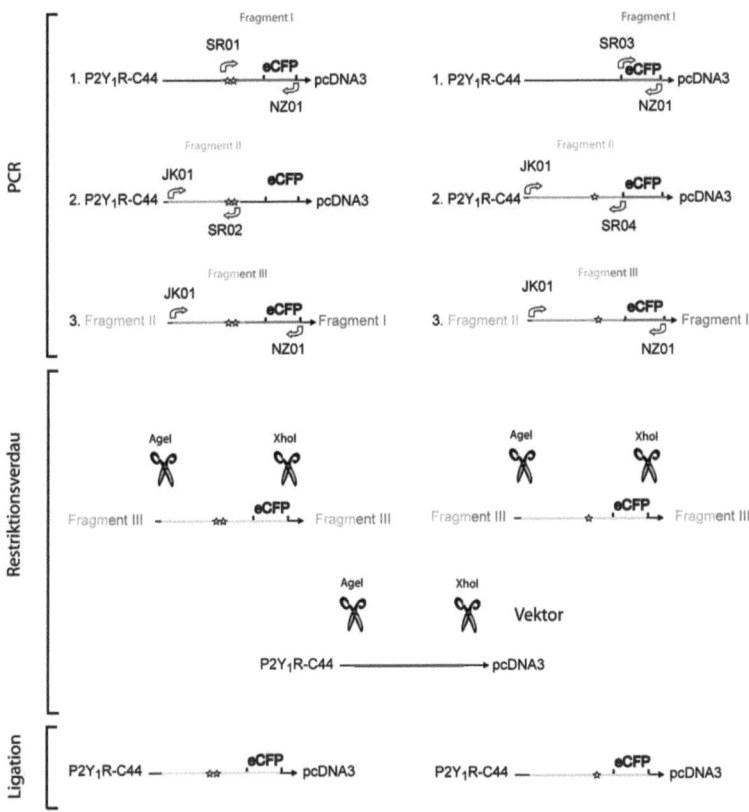

Abbildung 11: Schematische Darstellung der Klonierung von P2Y$_1$ S352A/T358A-eCFP (links) und P2Y$_1$ S352A- oder T358A-eCFP (rechts). Die Sternchen repräsentieren eingefügte Punktmutationen, die Pfeile die verwendeten Primer aus Tabelle 7. JK01, SR01 und SR03 wurden als Vorwärtsprimer, NZ01, SR02 und SR04 als Rückwärtsprimer verwendet. eCFP (enhanced CFP) ist durch schwarze Balken gekennzeichnet. AgeI und XhoI dienten als Restriktionsenzyme.

Entsprechend der graphischen Darstellung (**Abbildung 11**), wurde die erwünschte DNA-Sequenz der jeweiligen Template-DNA (**Tabelle 8:** PCR 1 und PCR 2) über die angegebenen (Mutanten-)Primer (**Tabelle 7**), mit Hilfe der Technik der überlappenden PCR (Ho et al., 1989), modifiziert und mit Hilfe der Pfu DNA-Polymerase bzw. der Taq DNA-Polymerase entsprechend den Angaben des Herstellers, amplifiziert. Es folgte die Detektion und Aufreinigung der DNA-Fragmente aus PCR 1 und PCR 2 (**Tabelle 8**) (2.3.1.3). Die aufgereinigten PCR-Produkte wurden in einem weiteren PCR-Schritt (**Tabelle 8:** PCR 3) fusioniert und das erhaltene PCR-Fragment anschließend aufgereinigt.

Gemäß dem Herstellerprotokoll (New England Biolabs) wurden sowohl das aus PCR 3 erhaltene DNA-Fragment als auch das gewünschte Vektorkonstrukt, jeweils mit den Restriktionsenzymen AgeI und XhoI, geschnitten, erneut aufgereinigt und entsprechend den Herstellerangaben unter Verwendung der T4 DNA-Ligase ligiert.

Die cDNA der erhaltenen Rezeptorkonstrukte wurde wie unter 2.3.1.1 beschrieben in E. coli transformiert und die amplifizierte DNA anschließend aufgereinigt (2.3.1.2). Zur Kontrolle der generierten Konstrukte wurde die Länge und Anzahl der Schnittprodukte über einen Restriktionsverdau überprüft (bei erfolgreichem Inserteinbau in den Vektor sollte eine der beiden im Vektor vorhandenen BsrgI-Schnittstellen fehlen). Zusätzlich erfolgte eine Sequenzierung durch die Eurofins Medigenomix GmbH (Martinsried, Deutschland) mit Hilfe der Primer SP6 und T7 oder speziell synthestisierten Primern.

3.3.1.5 DNA-Transfektion

- Die gewünschte cDNA wurde unter Verwendung des Effectene Transfektionskit von Quiagen (Hilden, Deutschland) in HEK-293 Zellen transfiziert. Für jeden Versuch wurden die optimalen Mengen an Transfektionsreagenz hinsichtlich der Transfektionseffizienz individuell bestimmt. Zelldichte: 60-80 % konfluent.
- Die Transfektion von CHO-Zellen erfolgte mit Hilfe des Transfektionsreagenz PEI (Polyethylenimin; Sigma Aldrich). 1-2 µg DNA/well und 2,5 µg PEI/well werden jeweils mit 100 µl OPTI-MEM® (ohne Antibiotika) gemischt und für 30 min bei RT inkubiert. Nach Zugabe von 800 µl OPTI-MEM® wurde das Transfektionsgemisch auf die Zellen gegeben. Zelldichte: 70-80 % konfluent.
- Zur Transfektion der cDNA in Astrozytoma 1321N1-Zellen habe ich die Methode der Elektroporation [262] verwendet. Nach Anweisung des verwendeten Amaxa Kit 5 (Amaxa Biosystems, Gaithersburg, MD), wurde die Zellsuspension, in Gegenwart einer DNA-Lösung, einem kurzen elektrischen Puls ausgesetzt. Durch die in der Zellmembran entstandenen Poren gelangt die DNA in die Zelle (Sukharev et al., 1994). Zelldichte: 70-85 % konfluent; Zellmenge: etwa 1×10^6/Probe

Die jeweils verwendeten Mengen an cDNA für je 3 wells einer 6-well Platte sind in **Tabelle 9** angegeben.

Materialien/Methoden

Transfektion	β-Arrestin	Rezeptor	GRK/G-Protein-UE	Abschnitt
Effectene	600 ng	900 ng		1, 5
Elektroporation	2,3 µg			1
Effectene	500 ng	450 ng	200-300 ng GRK2	2, 3, 4
PEI		Stabile Zellinie	$G\alpha_s$-YFP 1,6 µg; $G\beta_1$ 0,5 µg; CFP-γ_2 0,2 µg	4
PEI	2,4 µg			4

Tabelle 9: Eingesetzte cDNA-Mengen/3wells für verschiedene Transfektionsmethoden. Der Abschnitt des Ergebnisteils, in welchem die jeweilige Methode/cDNA-Menge für die dort beschriebenen Experimente eingesetzt wurde, ist in der rechten Spalte angegeben.

Die zur Transfektion vorgesehenen Zellen wurden maximal 12 h vor der Transfektion in 6-well Zellkulturschalen ausgesäht, um das Vorliegen einzelner Zellen zu Versuchsbeginn zu gewährleisten. Die Experimente wurden 24 h nach Elektroporation der Zellen bzw. 40-48 h nach der Transfektion mit den anderen Transfektionsreagenzien durchgeführt.

3.3.1.6 Generierung stabiler Zelllinien

HEK-293 Zellen wurden wie unter 2.3.1.5 beschrieben mit der erwünschten DNA transfiziert, 24 h lang in modifiziertem DMEM kultiviert und anschließend mit 1 mg/ml G-418 selektiert. Überlebende Zellen wurden als einzelne Klone getrennt und wie beschrieben (2.2.4) weiter passagiert. Die Untersuchung der Expression von Zelllinien, die stabil ein fluoreszentes Konstrukt exprimieren, erfolgte mit Hilfe der Konfokalmikroskopie.

3.3.1.7 Messtechniken

3.3.1.8 Konfokalmikroskopie

Alle konfokalmikroskopischen Experimente in der vorliegenden Arbeit wurden mit einem Leica SP2 System (Leica, Wetzlar, Deutschland) mit Ölimmersionsobjektiv (HCXPL APO 63X1,32) durchgeführt. Die zuvor auf Poly-D-Lysin beschichteten Coverslips ausgesähten und transfizierten Zellen wurden jeweils in eine Attofluor-Halterung (Invitrogen, Leiden, Niederlande) eingespannt und die Zellen mit Messpuffer 1 überschichtet. Das jeweilige fluoreszente Protein wurde mit Laserlicht definierter Wellenlänge (möglichst Anregungsmaximum des fluoreszenten Proteins) angeregt (**Tabelle 10**) und die Fluoreszenzintensität des emittierten Lichtes detektiert.

Materialien/Methoden

Fluorophor	Laser	Strahlenteiler	Anregungs-Wellenlänge	Emissionsbereich
eYFP	Argonlaser	DD 458/514	514 nm	525-600 nm
eGFP	Argonlaser	RSP 500	488 nm	500-550 nm
eCFP	Doppeldiodenlaser	RSP 455	430 nm	467-550 nm

Tabelle 10: Bedingungen zur Anregung der fluoreszenten Proteine eYFP, eGFP und eCFP im SP2-Konfokalmikroskop.

Die Einstellungen für die Aufnahmen wurden konstant gehalten: 512X512 Pixelformat, 400 Hz. Die Erfassungszeit für ein Bild betrug 7 s. Zeitserien wurden mit Hilfe des Standard Leica Software Package (Version 2.61) aufgenommen, wobei, je nach Versuch, alle 30 s bis 1 min ein Bild aufgenommen wurde.

Die quantitative Auswertung erfolgte ebenfalls unter Verwendung des Standard Leica Software Package (Version 2.61): Je nach Experiment wurde die Fluoreszenzintensität definierter Bereiche innerhalb der Membran bzw. im Zytosol (ROI = Region of interest) über die Zeit quantifiziert. Bei Auswahl der ROI wurde insbesondere darauf geachtet, dass es durch Zellbewegung nicht zu Veränderungen/Verschiebung der betrachteten Membran-/zytosolischen Bereiche kam. Wie auch in **Abbildung 12** gezeigt, wurde zusätzlich die Fluoreszenzintensität der Gesamtzelle sowie des Hintergrundes über die Zeit detektiert, um eventuelles Photobleichen und Hintergrundfluoreszenz korrigieren zu können.

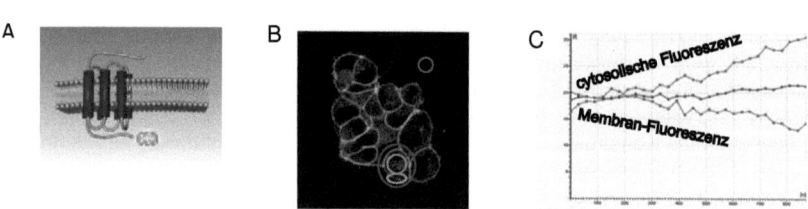

Abbilung 12: Schema der Konfokalmikroskopie am Beispiel der Rezeptorinternalisierung. (A) Schematische Darstellung eines YFP-markierten GPCR. (B) Das Konfokalbild zeigt mit einem YFP-markierten Rezeptor transfizierte HEK-293 Zellen vor Stimulation mit einem Agonisten. Zur Quantifizierung der agonisten-induzierten Rezeptorinternalisierung wurden die Abnahme der Membran- bzw. der Gesamtzellfluoreszenz (Bleichen) und/oder die Zunahme der zytosolischen Fluoreszenzintensität in definierten Regionen (ROI Zytosol, grün; ROI Membran, orange; ROI ganze Zelle, violett) über die Zeit detektiert **(C)** Um eventuell auftretende Hintergrundfluoreszenz korrigieren zu können, wurde die Fluoreszenz entsprechender Bereiche außerhalb der Zellen detektiert (roter Kreis in (B), im Graphen rechts nicht angegeben).

Die resultierenden Fluoreszenzintensitätswerte wurden jeweils auf die initiale Fluoreszenz bei t = 0 min normalisiert, um das Photobleichen und die Hintergrundfluoreszenz korrigiert und als Balkendiagramm (z.B. Fluoreszenz im Zytosol nach 15 min) oder gegen die Zeit aufgetragen (**Abbildung 13**).

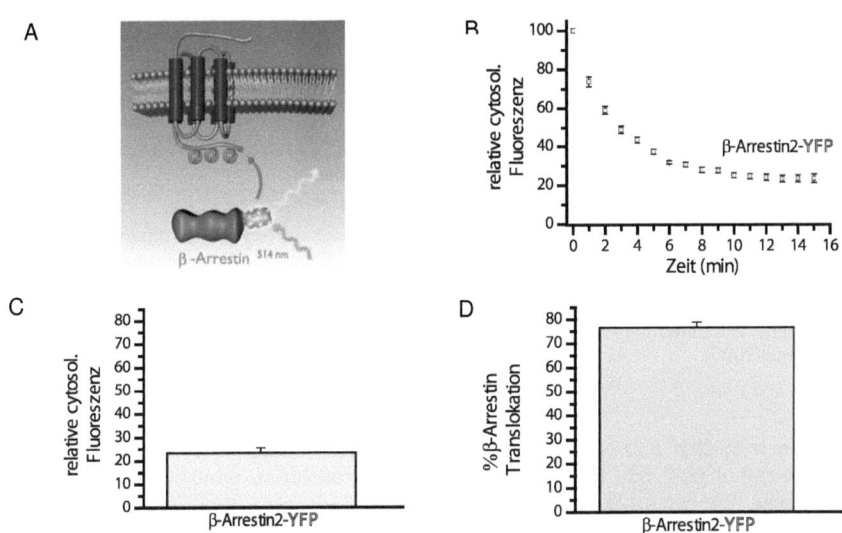

Abbildung 13: Quantitative Auswertung eines Konfokalexperiments. (A) Schematische Darstellung der agonisteninduzierten Translokation von YFP-markiertem β-Arrestin2 an einen membranständigen, phosphorylierten (P) GPCR. Die Emission des bei 514 nm angeregten YFP-Fluorophors wird bei 535 nm detektiert **(B)** Die auf die initiale zytosolische (cytosol.) Fluoreszenz des gewählten ROI bezogene Abnahme der Fluoreszenzintensität (relative Fluoreszenz) über 15 min ist dargestellt. **(C)** Zeigt die relative zytosolische Fluoreszenz 15 min nach Agonistenexposition. **(D)** Repräsentiert das Ausmaß der aus (C) berechneten relativen β-Arrestin-Translokation (100 % - zytosol. Fluoreszenz).

3.3.1.9 FRET-Mikroskopie

3.3.1.9.1.1 Prinzip/Voraussetzungen für FRET

Das Prinzip des Förster-Resonanzenergietransfers (auch als Fluoreszenz-Resonanzenergietransfer bezeichnet) beruht darauf, dass die Energie eines angeregten Donor-Fluorophors nicht in Form eines Photons abgegeben wird (Förster, 1948), sondern stahlungslos über Dipol-Dipol-Wechselwirkungen auf einen zur Strahlungsemission befähigten Akzeptor übertragen wird. In diesem Zusammenhang nimmt die Emission des Donor-Moleküls ab, während die des Akzeptors zunimmt. Zugleich nimmt die Verweildauer des Donors im angeregten Zustand und somit seine Fluoreszenzlebensdauer ab. In

Abbildung 14 ist der Fluoreszenz-Resonanzenergietransfer von einem Donor auf einen Akzeptor schematisch dargestellt.

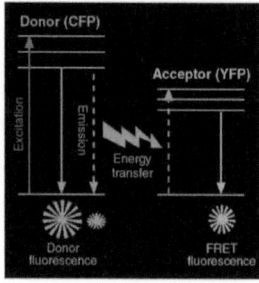

Abbildung 14: FRET Schema: Die Donor (CFP)-Fluoreszenz (dargestellt durch den blauen Pfeil) wird beim Übergang in einen energetisch niedrigeren Zustand freigesetzt. Bei Anwesenheit eines Akzeptormoleküls wird die Donorfluoreszenz verringert (gestrichelter blauer Pfeil) und Energie wird auf den Akzeptor übertragen (gestrichelter blauer Pfeil), der daraufhin Photonen mit Akzeptor-Wellenlänge (grün-gelber Pfeil) freisetzt (aus Siegel R.M., Protocol 2000).

Um eine möglichst effiziente strahlungsfreie Energieübertragung von einem Donor auf einen Akzeptor über den Förster-Resonanzenergietransfer zu ermöglichen, müssen drei wesentliche Kriterien erfüllt sein:

1. Spektrum: Das Emissionsspektrum des Donors muss mit dem Absorptionsspektrum des Akzeptors überlappen

2. Abstand: Da die FRET-Effizienz von der sechsten Potenz des Abstandes zwischen Donor und Akzeptor abhängt, sollten die Fluorophore nur wenige Nanometer (1-10 nm) voneinander entfernt sein. Die Distanz zweier zum FRET befähigter Farbstoffe, bei der die Effizienz E des strahlungsfreien Energietransfers halbmaximal ist, wird als Förster-Radius (R_0) bezeichnet (**Abbildung 15**).

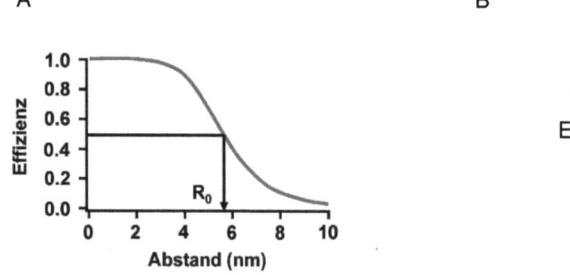

A

B

FRET-Effizienz

$E \propto r^{-6} / (r^{-6} + R_0^{-6})$

C 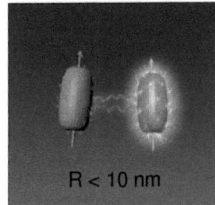 D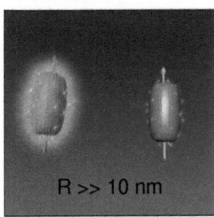

Abbildung 15: Einfluss des Abstandes von Donor zu Akzeptor auf die FRET-Effizienz. **(A)** Zur Detektion von FRET sollten der Abstand zwischen Donor und Akzeptor 1-10 nm betragen. R_0 = Förster-Radius (R_0). R_0 beträgt für das FRET-Paar CFP/YFP etwa 5 nm. **(B)** Einflussfaktoren der FRET-Effizienz: R = Distanz zwischen den Fluorophoren; R_0 = Förster-Radius. Ist der Förster-Radius konstant, ist die FRET-Effizienz direkt von der Distanz der Fluorophore zueinander abhängig. **(C)** Schematische Darstellung von FRET zwischen YFP und CFP in Abhängigkeit von ihrer Distanz. Bei einem Abstand der Fluorophore zueinander (C) von R < 10 nm findet FRET statt. **(D)** R >> 10 nm: Kein strahlungsloser Energieübertrag (FRET) detektierbar.

3. Orientierung: Donor und Akzeptor sollten möglichst parallele elektromagnetische Schwingungsebenen haben (**Abbildung 16**).

A 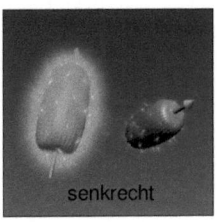 B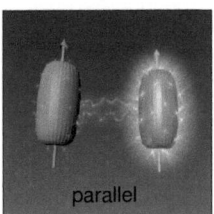

Abbildung 16: Schema des strahlungslosen Energieübertrags (FRET) von einem Donor- (CFP) auf ein Akzeptor-Fluorophor in Abhängigkeit von der Orientierung der Fluorophore zueinander. Stehen die Dipolachsen senkrecht zueinander (**A**), findet kein FRET statt. Sind die Dipolachsen parallel zueinander angeordnet (**B**), kommt es zum strahlungslosen Energietransfer.

Da der Förster-Radius sowohl von der Orientierung der Fluorophore zueinander (K^2 = Orientierungsfaktor der Dipol-Dipol-Interaktion der Fluorophore) als auch der spektralen Überlappung zwischen Donor-Emission und Akzeptor-Exzitation (J) abhängig ist, gehen beide Faktoren, zusammen mit der Quantenausbeute des Donors in Abwesenheit des Akzeptors (Q) und dem refraktiven Index des umgebenden Mediums (n)

Materialien/Methoden

in die sogenannte Förster-Gleichung zur Beschreibung des Förster-Radius, und somit auch indirekt in die Bestimmung der FRET-Effizienz (**Abbildung 15B**) ein:

Förster-Radius

$$R_0 = (JK^2 Q_0 n^{-4}) \ 1/6 \times 9{,}7 \times 103 \ \text{Å}$$

3.3.1.9.1.2 FRET-Messungen

Alle FRET-Messungen dieser Arbeit wurden mit dem Fluoreszenzmikroskop Axiovert 200 der Firma Zeiss (Jena, Deutschland), ausgestattet mit einem 63X Öl-Objektiv und einem dualen Emissionssystem (Till Photonics, Gräfeling, Deutschland), durchgeführt. Die Anregung der Probe erfolgte über ein Polychrom IV (Till Photonics). Um Photobleichen zu minimieren, wurde, je nach Fluoreszenzintensität der Probe, eine Belichtungszeit von ≤ 60 ms bei einer Frequenz von 10 Hz (in Abhängigkeit der Kinetik der detektierten Protein/Protein-Interaktion) gewählt. In allen FRET-Experimenten wurde das cyanfluoreszierende Potein (CFP, cyan fluorescent protein) als Donor und das gelbfluoreszierende Protein (YFP, yellow fluorescent protein) als Akzeptor verwendet. Unter Verwendung eines Strahlenteiler (DCLP 505 nm) konnte die Fluoreszenz des Donorproteins bei 535 nm (F_{535}), die des Akzeptors bei 480 nm (F_{480}) gemessen werden (**Abbildung 17A**). Die Anregung erfolgte mit Licht der Wellenlänge 360 nm (Strahlenteiler DCLP 460 nm, Chroma Technology). Für jedes Experiment wurden möglichst (Einzel-)Zellen ähnlicher Fluoreszenzintensität und -verteilung ausgewählt. Um agonisteninduzierte Änderungen des FRET-Signals zu detektieren, wurden die Zellen mit Meßpuffer 1 mit bzw. ohne Agonist mit Hilfe eines Superfusions-Systems (ALA Scientific Instruments) perfundiert. Die Signale wurden durch Photodioden detektiert, über einen analogen/digitalen A/D-Wandler digitalisiert. (Digidata 1322A, Axon Instruments, Union City, CA) und die Fluoreszenzintensitäten der Einzelkanäle (F_{Donor} bzw. $F_{Akzeptor}$) sowie das ratiometrische FRET-Signal ($F_{Akzeptor}/F_{Donor}$) mittels der Clampex 8.1 Software (Axon Instruments, Foster City, C.A) dargestellt. Die detektierte Emission wurde um das Durchbluten des Donors in den Akzeptorkanal sowie die direkte Akzeptoranregung (gemessen am Ende eines jeden Experiments) korrigiert (Origin 8. Software). **Abbildung 17B** zeigt beispielhaft ein repräsentatives FRET-Experiment.

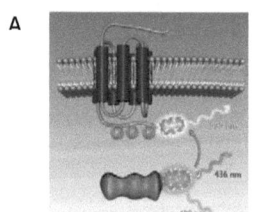
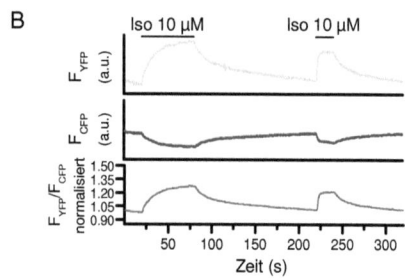

Abbildung 17: Schematische Darstellung des Fluoreszenz-Resonanz-Energie Transfers (FRET).(A) Die Anregung von CFP (Donor) mit Licht der Wellenlänge 436 nm

- 50 -

resultiert in einer Emission bei 480 nm, während die Anregung des Akzeptorfluorophors (YFP) zu einer Lichtemission bei 535 nm führt. Befinden sich Akzeptor und Donor in räumlicher Nähe zueinander, kann ein strahlungsloser Energietransfer (Donor → Akzeptor) stattfinden (FRET). **(B)** Die Fluoreszenzintensität der YFP- (F_{YFP}, 535 nm, gelbe Spur)- bzw. CFP- (F_{CFP}, 480 nm, blaue Spur) Emission einzelner Zellen sowie der Quotient F_{YFP}/F_{CFP} sind gezeigt.

3.3.1.10 Rezeptorinternalisierung

3.3.1.10.1.1 EIA (Enzymgekoppelter Immunadsorptionstest)

Stabil den HA-markierten β_2AR exprimierende HEK-293 Zellen wurden in Poly-D-Lysin beschichteten 24-well Zellkulturschalen (pro well etwa 1×10^5 Zellen) ausgesäht. 24 h später wurden die etwa 85 % konfluenten Zellen mit anti-HA Antikörper (AK) in OPTI-MEM® 1, in einer Verdünnung von 1:2000, 2 h lang bei 4 °C inkubiert und im Anschluß mit OPTI-MEM® 1 gewaschen. Um unspezifische Bindung des Zweit-AK (Hintergrund), z.B. an die Zellkulturschale, quantifizieren zu können, wurden je 3 wells mit OPTI-MEM® 1 ohne AK behandelt. Es folgte die Stimulation der Zellen mit dem jeweiligen Ligand (in OPTI-MEM® 1 gelöst) bzw. mit OPTI-MEM® 1 ohne Agonist (100 %-Wert) für die erwünschte Dauer bei 37 °C. Um die ligandeninduzierte Rezeptorinternalisierung zu beenden, wurden die Zellen dreimal mit eiskaltem PBS-Puffer gewaschen und 40 Minuten lang mit Zamboni-Fixierlösung bei RT inkubiert. Nach dreimaligem Waschen mit PBS-Puffer, wurden die Zellen 1 h lang mit Blockpuffer 2 und anschließend 1,5 h lang mit HRP-konjugiertem AK in Blockpuffer 2 (1:2500), jeweils bei RT, inkubiert. Nach vier weiteren Waschschritten mit PBS + 1 mM $CaCl_2$, erfolgte die Detektion der an der Zelloberfläche verbliebenen Rezeptoren durch Zugabe des Peroxidase-Substrates ABTS ((2,2`-Azino-di-[3-ethylbenzthiazolin Sulfonat (6)] in wässriger Lösung). Nach einer Inkubationszeit von 25 min wurde die Absorption/well photometrisch bei 405 nm vermessen. Die an der Zelloberfläche verbliebenen Rezeptoren wurden wie folgt quantifiziert:

(Mittelwert der Absorption ligandenstimulierter Zellen - Hintergrund)/(100 %-Wert − Hintergrund) = % an der Zelloberfläche verbliebene Rezeptoren

3.3.1.10.1.2 [^{3}H]CGP12177

Stabil den β_2AR exprimierende HEK-293 Zellen wurden auf Poly-D-Lysin beschichteten 6-well Zellkulturschalen ausgesäht. Bei einer Konfluenz der Zellen von etwa 80 % wurde das Medium durch HBSG ersetzt und für 30 min bei RT inkubiert. Es folgte die Stimulation mit den zu testenden Agonisten zu definierten Zeitpunkten bei 37 °C in Triplikaten. Unstimulierte Zellen dienten als Vergleich. Um die Reaktion zu stoppen, wurden die Zellen auf Eis dreimal mit eiskaltem PBS-Puffer gewaschen. Die Zellen wurden anschließend mit [^{3}H]CGP12177 (nicht subtypspezifischer Radioligand β-adrenerger Rezeptoren) in HBSG bei 4 °C für 2 h inkubiert. Zur Bestimmung der unspezifischen Bindung wurde ein Teil der Zellen zusätzlich mit Alprenolol behandelt. Jedes well wurde dreimal mit eiskaltem PBS gewaschen und die Zellen 30 min lang bei RT mit 0,5 M NaOH lysiert. Das Lysat wurde in Szintillationsflüssigkeit (LumaLSC) überführt und die Menge des unspezifisch bzw. spezifisch gebundenen Radioliganden im Betacounter LS 1801 (Beckmann) ermittelt.

3.3.1.11 Ca^{2+}-Messungen

Die mit dem wt-$P2Y_1R$ bzw. der $P2Y_1R$ Gruppe-1- oder Gruppe-2-Mutante transient transfizierten 1321N1 Astrozytoma-Zellen wurden auf Poly-D-Lysin behandelten Coverslips in 6-well Zellkulturschalen bis zu einer Konfluenz von etwa 60 % kultiviert. Um die Zellen mit dem Ca^{2+}-Indikator Fura-2 Acetoxymethylester (AM) (Invitrogen/Molecular Probes, Eugene, Oregon, USA) zu beladen, folgte eine 35-minütige Inkubation der Zellen bei 37 °C in Meßpuffer 1 mit Fura-2 AM (1 µg/µl). Die Zellen wurden dreimal mit Messpuffer 1 gewaschen, 30 min lang im Dunkeln bei RT belassen und anschließend direkt mit einem Fluoreszenzmikroskop der Firma Nikon (Nikon TE-2000U; 455 DCLP, 340 und 380 nm Exzitation-Filter, 520/20 Emissions-Filter; NikonTokyo, Japan) vermessen. Zu diesem Zweck wurden die Zellen mit Hilfe eines Perfusionssystems mit Messpuffer 2 bzw. in Messpuffer 2 gelöstem Agonisten perfundiert, wobei einige Zellen zuvor mit 500 nM Phorbol-12-Myristat 13-Acetat (PMA) 5 min lang behandelt wurden. Zur Detektion des freigesetzten intrazellulären Ca^{2+} in definierten Regionen (ROI) wurde der Quotient (Fura-2 an Ca^{2+} gebunden/freies Fura-2) nach wechselnder Anregung mit Licht der Wellenlänge 340 nm (Ca^{2+}-gebundenes Fura-2) und 380 nm (freies Fura-2) über das MethaMorph/MetaFluor- Bilderfassungssystem/Analysesoftware erfasst.

3.3.1.12 Western blotting

HEK-293 Zellen, welche stabil den C-terminal mit YFP-markierten $P2Y_2R$ exprimieren, wurden in Poly-D-Lysin beschichteten 6-well Zellkulturschalen so ausgesäht, dass nach etwa 48 h eine Konfluenz von 80 % erreicht war. Nach dem Western-Immunoblotting Protokoll von Cell Signaling Technology wurden die Zellen mit dem erwünschten Agonisten stimuliert, lysiert, einer kurzen Ultraschallbehandlung unterzogen und ein Aliquot jeder Probe auf 95-100 °C erhitzt. Einer kurzen Abkühlphase auf Eis folgte eine 5-minütige Zentrifugation bei RT (8600 g). Etwa 20 µl des Überstandes/Tasche wurden auf ein SDS-Gel (Hoefer, Zusammensetzung siehe **Tabelle 2**) geladen und die Proteine bei einer konstanten Stromstärke von 70 mA in 1XSDS-Laufpuffer nach ihrer Größe aufgetrennt. Nach Elektrotransfer der Proteine auf eine Nitrocellulosemembran (Millipore) mit Hilfe einer Semi-dry blot Apparatur (Biorad) (1,5 h, 100 V), folgten einer 1-stündige Inkubation der Membran in Blockpuffer 1 drei Waschschritte mit TBS/T bei RT. Die Inkubation mit dem gewählten Primärantikörper, Anti-Phospho-p44/42 MAPK (1:1000) erfolgte über Nacht bei 4 °C. Nach Auswaschen des überschüssigen Primärantikörpers wurde die Membran mit dem HRP-konjugierten Sekundärantikörper (1:10000 in Blockpuffer) für 1 h bei RT inkubiert. Zur Detektion des Proteins wurde die Membran im Dunkeln unter leichtem Schwenken mit Detektionslösung überschichtet. Durch die entstehende Chemolumineszenz konnte das Protein über Belichtung (Schwärzung) eines Films und mit Hilfe eines Fuji LAS-1000 Systems (FujiFilm) visualisiert und quantifiziert werden. Um die totale ERK-Menge zu bestimmen, wurden die AK durch eine 1-stündige Inkubation in Stripping-Puffer von der Membran abgelöst („strippen"). Die Membran wurde erneut mit Blockmilch behandelt und im Anschluss mit p44/42 MAPK-AK (1:1000) inkubiert. Das weitere Vorgehen erfolgte analog wie oben beschrieben.

3.3.1.13 Rezeptorphosphorylierung

Zu etwa 80 % konfluente HEK-293 Zellen wurden transient mit dem gewünschten Rezeptorkonstrukt in 6-well Zellkulturschalen transfiziert und 48 h später für 2 h bei 30 °C mit [^{32}P]Orthophosphat in Phosphat-freiem DMEM markiert. Die Zellen wurden mit 10 nM

2-MeSADP in DMEM bzw. mit DMEM ohne Agonist 7 min lang behandelt und anschließend 30 min auf Eis solubilisiert [263]. Die HA-markierten Rezeptorkonstrukte wurden über anti-HA-(12CA5)-AK beladene Sepharosekugeln immunpräzipitiert. Proben der phosphorylierten Rezeptoren wurden auf ein SDS-Polyacrylamidgel geladen und anschließend über ein Phosphoimager-System (GE Healthcare, Chalfont, St. Giles, Buckinghamshire, UK) quantifiziert.

3.3.1.14 Adenylylzyklase-Assay

Für einen Ansatz von 100 µl wurde jeweils 100 µl Testsubstanz in gewünschter Konzentration, 40 µl des jeweiligen Membranproteins (75-150 µg) und 50 µl REA-Mix 20 min bei 37 °C inkubiert. Anschließend erfolgte die Zugabe von 400 µl 125 mM Zn_2Ac und 500 µl 144 mM Na_2CO_3 auf Eis. Zum Abtrennen des entstehenden Zn_2CO_3-Präzipitats wurden die Proben 5 min (20800 g) zentrifugiert. 800 µl Überstand wurden auf eine Alumina (Al_2O_3)-Säule aufgetragen und mit 100 mM Tris-Puffer (pH 7,4) eluiert. Das Eluat wurde mit Hilfe eines Betacounter LS 1801 (Beckmann) vermessen. Als Blindprobe wurde der Ansatz aus 50 µl H_2O und 50 µl REA-Mix und der zu untersuchenden Probe analysiert. Für jede Bedingung wurden Triplikate erstellt.

Die Bestimmung der Proteinkonzentration erfolgte photometrisch nach der Bradford-Methode, gemäß dem Protokoll des Biorad-Proteinassays (Bio Rad Laboratories GmbH)

4 Ergebnisse

4.1 - Abschnitt I -
C-terminale Phosphorylierung des humanen P2Y$_1$-Rezeptors als strukturelle Basis agonisteninduzierter Internalisierung, Desensibilisierung und β-Arrestin-Translokation

Um den Einfluss potentieller Phosphorylierungsstellen im C-Terminus bzw. in der dritten Intrazellulärschleife (Intracellular loop 3; IL3) des humanen P2Y$_1$-Rezeptors (P2Y$_1$R) hinsichtlich der ADP-induzierten β-Arrestin-Translokation, Internalisierung und Ca^{2+}-Mobilisierung des Rezeptors zu analysieren, wurde die cDNA dreier verschiedener P2Y$_1$-Mutantenrezeptoren verwendet.

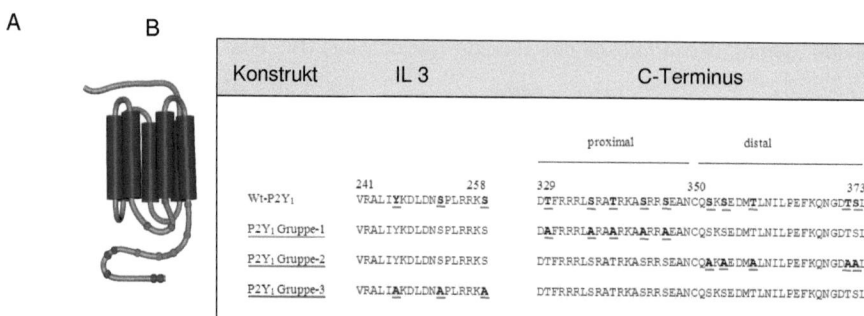

Abbildung 18: (A) Schema der drei verwendeten Clustermutanten, P2Y$_1$ Gruppe-1 (Gr-1; grün), -2 (Gr-2; rot) und -3 (Gr-3; blau). (B) Schematische Darstellung der Aminosäuresequenzen der dritten Intrazellulärschleife und des C-Terminus des humanen wt-P2Y$_1$R bzw. der Clustermutanten-P2Y$_1$R. Potentielle Phosphorylierungsstellen (Ser-, Thr- oder Tyr-Reste) des wt-Rezeptors bzw. die entsprechenden Alanin-Reste der Mutantenrezeptoren sind hervorgehoben.

Es wurden drei Mutanten konstruiert, in denen jeweils Cluster von drei bis fünf der in der dritten intrazellulären Schleife bzw. dem C-Terminus konservierten Serin(Ser)-, Threonin(Thr)- oder Tyrosin(Tyr)- Reste zu Alanin(Ala) mutiert und somit potentielle Phosphorylierungsstellen entfernt wurden. Wie in **Abbildung 18** gezeigt, fehlen der als P2Y$_1$ Gruppe-1 bezeichneten Clustermutante alle potentiellen Phosphorylierungsstellen im proximalen C-Terminus (Position 329-346). In einer zweiten Rezeptormutante wurden alle potentiellen Phosphorylierungsstellen im distalen C-Terminus (Gruppe-2; Position 352-373), im dritten Mutantenkonstrukt (Gruppe-3) die der dritten Intrazellulärschleife (Position 241-258) zu Alanin mutiert. Wie im Ergebnisteil beschrieben, zeigten alle drei Konstrukte einem dem Wildtyp(wt)-$P2Y_1R$ ähnlichen Anstieg intrazellulärer Ca^{2+}-Konzentrationen in 1321N1 Astrozytoma-Zellen (für Gr-1 und Gr-2 in **Abbildung 27** oben gezeigt) und unterschieden sich somit in funktioneller Hinsicht nicht von diesem.

4.1.1 Internalisierung

Um zunächst die Hypothese zu testen, dass ein Zusammenhang zwischen der Phosphorylierung im C-Terminus bzw. dem IL3 des $P2Y_1$-Rezeptors und dessen Internalisierung besteht, wurde jedes Konstrukt C-terminal mit dem grün-fluorezierenden Protein (GFP) fusioniert. Die cDNA aller $P2Y_1$-Clustermutanten wurden transient in HEK-293 Zellen transfiziert und die Zunahme der intrazellulären Fluoreszenz (als „Indikator" internalisierter Rezeptoren) mittels Konfokalmikroskopie vor sowie innerhalb von 15 min nach Stimulation mit Adenosindiphosphat (ADP) (100 µM final) *in vivo* detektiert.

Alle Konstrukte wiesen eine gute Membranlokalisierung auf (**Abbildung 19A, linke Spalte**). Der wt-$P2Y_1$-Rezeptor sowie auch die Gruppe-1- und Gruppe-3-Rezeptormutanten zeigten nach Stimulation mit dem Agonisten ADP eine rasche Internalisierung, die sich in einer Abnahme der Membranfluoreszenz und dem Erscheinen intrazellulärer fluoreszenter „Zusammenlagerungen" von Rezeptoren wiederspiegelte (**Abbildung 19A, rechte Spalte**). Die Zunahme der intrazellulären Fluoreszenz innerhalb von 15 min wurde, wie in „Material und Methoden" (2.3.2.2.1) detailliert beschrieben, quantifiziert und ist in **Abbildung 19B** dargestellt. Interessanterweise zeigte die Gruppe-2-Rezeptormutante keine detektierbare agonisteninduzierte Internalisierung **Abbildung 19A/B**.

Um mit einer zweiten unabhängigen Methode die konfokalmikroskopischen Ergebnisse zu überprüfen, wurden die Rezeptormutanten N-terminal mit einem Hämagglutinin(HA)-tag markiert und stabil in HEK-293 Zellen exprimiert. Da kein Radioligand für die Bestimmung der Expression von $P2Y_1R$ erhältlich ist, wurden für die Internalisierungsexperimente Zelllinien verwendet, die eine ähnliche Fluoreszenzintensität und somit vergleichbare Expression der HA-$P2Y_1$-Mutantenkonstrukte aufwiesen. Die Menge der Rezeptoren an der Zelloberfläche vor bzw. nach Stimulation wurde mittels EIA (Enzymgekoppelter Immunadsorptionstest) bestimmt.

Wie unter Material und Methoden (2.3.2.3.1) ausführlich beschrieben, folgte einer Markierung der Oberflächen HA-$P2Y_1$-Rezeptoren mit anti-HA Antikörpern die Stimulation der Rezeptor/Antikörper-Komplexe mit 100 µM ADP. Nach Fixierung der Zellen erfolgte die Detektion HRP-gebundener Rezeptoren an der Zelloberfläche über Chemolumineszenzmessungen. Wiederum konnte durch ADP-Stimulation des $P2Y_1$ Gruppe-2-Konstruktes keine, bei Stimulation des wt-$P2Y_1R$ sowie der Gruppe-1- und Gruppe-3-Rezeptoren hingegen eine deutliche Internalisierung induziert werden (**Abbildung 19C**). Nach etwa 10-15 Minuten erreichten die membranären Rezeptorlevel ein konstantes Niveau („steady state").

Somit konnte mit zwei unabhängigen Methoden gezeigt werden, dass die Mutation einer bzw. mehrerer potentieller Phosphorylierungsstellen im distalen C-Terminus des $P2Y_1$-Rezeptormoleküls zu einem Verlust der Rezeptorinternalisierung führt. Entsprechend weisen diese Beobachtungen darauf hin, dass die Phosphorylierung des distalen C-Terminus eine kritische Rolle im Internalisierungsprozess des $P2Y_1$-Rezeptors spielt.

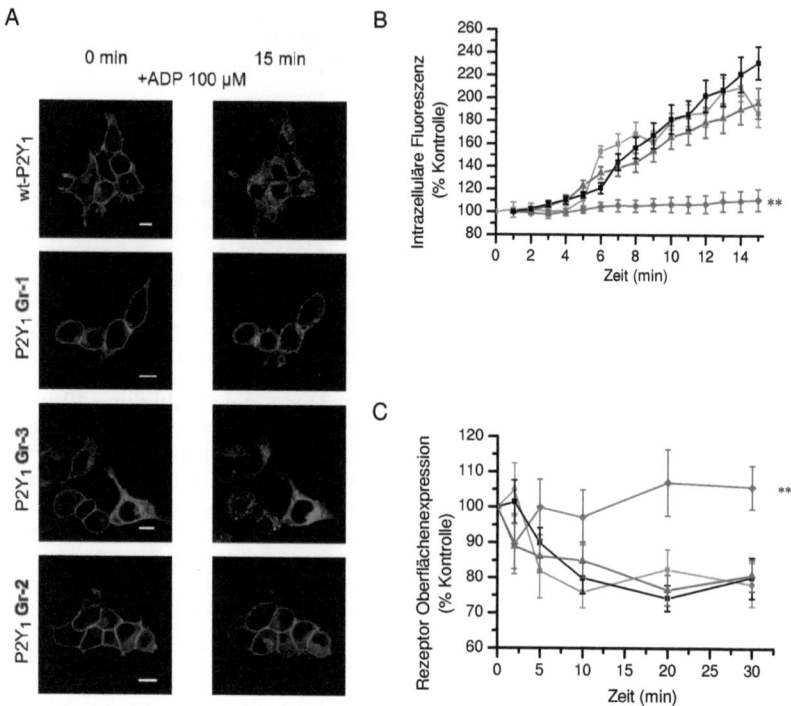

Abbildung 19: Agonisteninduzierte Internalisierung GFP-markierter P2Y$_1$R-Konstrukte in HEK-293 Zellen. (A) Die linke Spalte zeigt die Membranlokalisierung GFP-markierter P2Y$_1$R-Clustermutanten bzw. des wt-P2Y$_1$R vor Stimulation mit ADP. Die rechte Spalte repräsentiert die gleichen Zellen 15 min nach ADP-Zugabe (100 µM Endkonzentration). Die Konfokalbilder stellen repräsentative Beispiele aus jeweils ≥ 5 unabhängigen Experimenten dar. Der Maßstabsbalken entspricht 10 µm. (B) Quantifizierung der Rezeptorinternalisierung. Die Daten aus (A) wurden wie unter „Material und Methoden" beschrieben ausgewertet. Der Anstieg intrazellulärer Fluoreszenz ist in % Anstieg bezogen auf die Anfangsfluoreszenz des betrachteten Bereiches zum Zeitpunkt t = 0 min angegeben und gegen die Zeit aufgetragen. Die Einzelspuren repräsentieren jeweils den Durchschnitt aus ≥ 15 Zellen ± S.E. aus 5 unabhängigen Experimenten. □, Wt-P2Y$_1$ (schwarz); ○, P2Y$_1$ Gr-1 (grün); ◊, P2Y$_1$ Gr-2 (rot); Δ, P2Y$_1$ Gr-3 (cyan). Statistik: ANOVA ($p < 0,01$, ∗∗). (C) Analyse der Rezeptorinternalisierung mittels EIA. HA-markierte P2Y$_1$-Rezeptorkonstrukte wurden stabil in HEK-293 Zellen exprimiert. Die Oberflächenexpression wurde vor und 2, 5, 10, 20 und 30 min nach ADP-Stimulation (100 µM Endkonzentration) bestimmt. Die Abnahme der an der Zelloberfläche exprimierten HA-P2Y$_1$-Konstrukte in % der Oberflächenrezeptoren zum Zeitpunkt t = 0 min aus ≥ 3 unabhängigen Experimenten in Dreifachbestimmung wurde gegen die Zeit aufgetragen (Mittelwert ± S.E.). Statistik: Einseitiger ANOVA ($p < 0,01$, ∗∗).

Um die Rolle der einzelnen Serin- bzw. Threonin-Reste des distalen C-Terminus im Internalisierungsprozess zu untersuchen, wurden Mutantenrezeptoren verwendet, in denen jeweils eine der fünf potentiellen Gruppe-2-Phosphorylierungsstellen, S352, S354, T358, T371 oder S372, zu Alanin mutiert wurde. Zudem wurde untersucht, welche Auswirkung die Deletion der letzten elf C-terminalen Aminosäuren (P2Y$_1\Delta$363) auf die Internalisierung hat (**Abbildung 20**). Alle Konstrukte wurden C-terminal mit GFP markiert, transient in HEK-293 Zellen exprimiert und die ADP-induzierte (100 µM final) Internalisierung mittels Konfokal-mikroskopie analysiert.

Konstrukt	Intrazelluläre Schleife 3	C-Terminus	
		proximal	distal
P2Y$_1$ wild-type	241 258 VRALI**Y**KDLDN**S**PLRRK**S**	329 350 373 D**T**FRRRL**S**RA**T**RKA**S**RR**S**EANCQ**S**K**S**EDM**T**LNILPEFKQNGD**T**S**L**	
P2Y$_1\Delta$363	VRALIYKDLDNSPLRRKS	DTFRRRLSRATRKASRRSEANCQSKSEDMTLNIL	
P2Y$_1$ S352A	VRALIYKDLDNSPLRRKS	DTFRRRLSRATRKASRRSEANCQ**A**KSEDMTLNILPEFKQNGDTSL	
P2Y$_1$ S354A	VRALIYKDLDNSPLRRKS	DTFRRRLSRATRKASRRSEANCQSK**A**EDMTLNILPEFKQNGDTSL	
P2Y$_1$ T358A	VRALIYKDLDNSPLRRKS	DTFRRRLSRATRKASRRSEANCQSKSEDM**A**LNILPEFKQNGDTSL	
P2Y$_1$ T371A	VRALIYKDLDNSPLRRKS	DTFRRRLSRATRKASRRSEANCQSKSEDMTLNILPEFKQNGD**A**SL	
P2Y$_1$ S372A	VRALIYKDLDNSPLRRKS	DTFRRRLSRATRKASRRSEANCQSKSEDMTLNILPEFKQNGDT**A**L	
P2Y$_1$ ST/AA	VRALIYKDLDNSPLRRKS	DTFRRRLSRATRKASRRSEANCQ**A**KSEDM**A**LNILPEFKQNGDTSL	

Abbildung 20: Schematische Darstellung der Aminosäuresequenzen der dritten Intrazellulärschleife und des C-Terminus des humanen wt-P2Y$_1$R bzw. der 6 Punktmutanten, P2Y$_1$ S352A, S354A, T358A, T371A, S372A, ST/AA sowie des C-terminal verkürzten Mutantenkonstruktes P2Y$_1\Delta$363. Potentielle Phosphorylierungsstellen (Ser-, Thr- oder Tyr-Reste) des wt-Rezeptors bzw. zu Alanin mutierte Aminosäuren der Mutantenrezeptoren sind hervorgehoben. Fehlende Rezeptorsequenzen repräsentieren verkürzte Rezeptorbereiche.

Während die die Mutation aller fünf potentiellen Phosphorylierungsstellen im distalen C-Terminus des P2Y$_1$-Rezeptors (P2Y$_1$ Gr-2) die Internalisierung vollständig hemmte (**Abbildung 19/21A**), schien die Mutation einzelner Phosphorylierungsstellen einen nur geringen bzw. keinen Einfluss auf den Internalisierungsprozess zu haben (**Abbildung 21A**). Die quantitative Analyse der Daten (**Abbildung 21B**) zeigte dementsprechend eine signifikante Reduktion, jedoch keine vollständige Inhibition der Internalisierung der beiden Punktmutanten P2Y$_1$ S352A (Kreis) und T358A (Dreieck nach unten gerichtet), während das Internalisierungsverhalten der Punktmutanten S354A (Dreieck nach oben gerichtet), T371A (Fünfeck) sowie S372A (Dreieck nach links gerichtet) mit dem des wt-Rezeptors (Quadrat) vergleichbar war. Trotz des Fehlens zweier potentieller Phosphorylierungsstellen (Thr 371 und Ser 372) wie auch der C-terminalen PDZ (Postsynaptic density protein-95/Disc large/Zonula occludens-1)-Domäne [264],

Ergebnisse

beeinflusst die C-terminale Verkürzung (Rezeptormutante P2Y$_1$-Δ363) den Internalisierungsprozess kaum (**Abbildung 21A**).

Nur die potentiellen Phosphorylierungsstellen S352 und T358 scheinen also die P2Y$_1$R-Internalisirung zu beeinflussen.

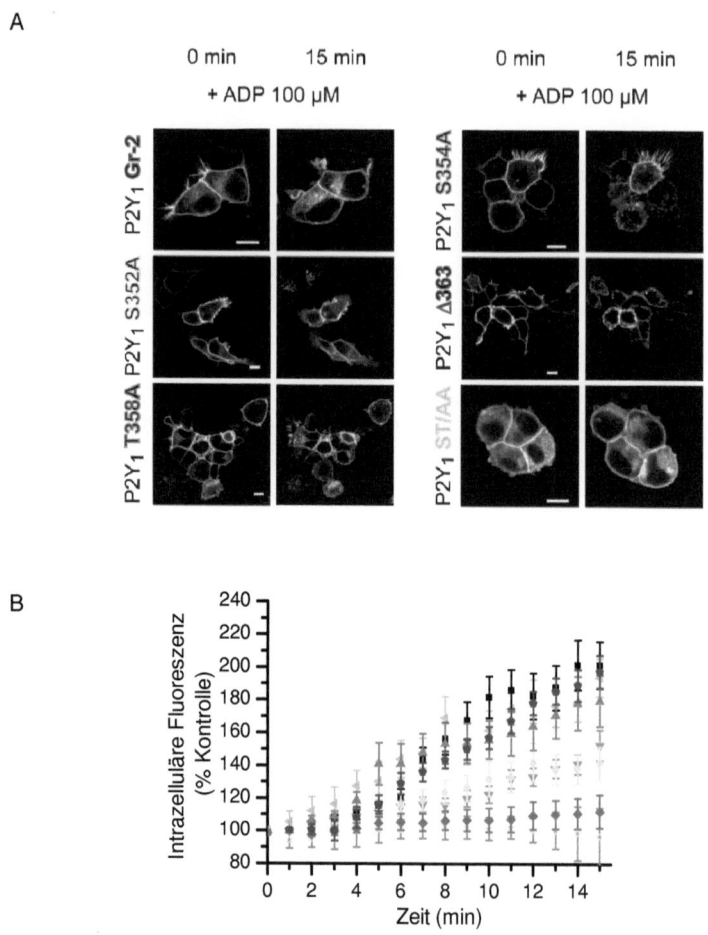

Abbildung 21: Agonisteninduzierte Internalisierung GFP-markierter P2Y$_1$R-Konstrukte in HEK-293 Zellen. (A) Lokalisierung der GFP-markierten P2Y$_1$R-Mutanten bzw. des wt-P2Y$_1$R vor bzw. 15 min nach Stimulation mit ADP (100 μM). Die Konfokalbilder stellen repräsentative Beispiele aus jeweils ≥ 5 unabhängigen Experimenten dar. Maßstabsbalken: 10 μm. (B). Die Daten aus (A) wurden wie unter „Material und Methoden" beschrieben quantitativ ausgewertet. Der Anstieg intrazellulärer Fluoreszenz ist in % des Ausgangswertes

Ergebnisse

bei t = 0 min angegeben und gegen die Zeit aufgetragen. n ≥ 15 Zellen aus 5 unabhängigen Experimenten ± S.E. wt-P2Y$_1$ (schwarz), P2Y$_1$ Gr-2 (rot); P2Y$_1$ S352A (gelb); T358A (orange); S354A (grau); ST/AA (orange/gelb); S372A (hellgrau); T371A (dunkelgrau).

Um zu untersuchen, ob diese beiden Phosphorylierungsstellen zusammen den Internalisierungsprozess vollständig inhibieren, wurden Serin 352 und Threonin 358 zu Alanin mutiert und die Internalisierung des auf diese Weise erhaltenen Doppelmutantenkonstrukts P2Y$_1$ ST/AA analysiert. Die Doppelmutante P2Y$_1$ ST/AA blockierte, vergleichbar mit der P2Y$_1$ Gr-2-Clustermutante, die Rezeptorinternalisierung vollständig (**Abbildung 21A/B**, Sternchen).

Serin in Position 352 und Threonin in Position 358 spielt demnach eine wichtige Rolle im Internalisierungsprozess.

4.1.2 Einfluss verschiedener Kinasen auf die Internalisierung

In der Literatur finden sich mannigfaltige Hinweise auf den Einfluss unterschiedlicher Kinasen auf den Internalisierungsprozess des P2Y$_1$-Rezeptors. Insbesondere die CaM-Kinase2 und die α- und δ-Isoformen der PKC sollen am Prozess der Internalisierung beteiligt sein [111, 265]. Aufgrund dessen wurde der Einfluss fünf kommerziell erhältlicher CaM-Kinase- und PKC-Inhibitoren, wie auch der Effekt des PKC-Aktivators PMA (Phorbol-12-Myristat-13-Acetat) auf die ADP-induzierte wt-P2Y$_1$R-Internalisierung getestet.

Zu diesem Zweck wurde der C-terminal mit GFP fusionierte wt-P2Y$_1$R transient in HEK-293 Zellen exprimiert und nach einer 10-minütigen Vorinkubation mit den Ca^{2+}/Calmodulin(CaM)-Kinase Inhibitoren KN-62 und KN-93 bzw. den PKC-Inhibitoren Gö-6850, Gö-6976 und Gö-6983 (1-10 μM) mit 100 μM ADP stimuliert.

Wie in **Abbildung 22A/B** deutlich zu sehen, konnte die Internalisierung der Rezeptoren durch keinen der verwendeten Inhibitoren geblockt werden. In Übereinstimmung mit diesen Beobachtungen konnte auch die Zugabe des PKC-Aktivators PMA keine detektierbare Internalisierung induzieren (**Abbildung 22B unten**). Unsere Gruppe konnte mittels eines FRET-basierten PKC-Sensors zeigen, dass die gewählten Kinaseinhibitoren in ausreichend hohen Konzentrationen in die Zelle diffundieren, um die Kinaseaktivität zu blocken (**Abbildung 22C**). Somit kann ausgeschlossen werden, dass das Ausbleiben eines inhibitorischen Effektes auf zu geringe intrazelluläre Inhibitorkonzentrationen zurückzuführen ist.

Die PKC sowie CaM-Kinase scheinen demzufolge unter den von uns gewählten Versuchsbedingungen keinen Einfluss auf die Internalisierung des P2Y$_1$-Rezeptors zu haben.

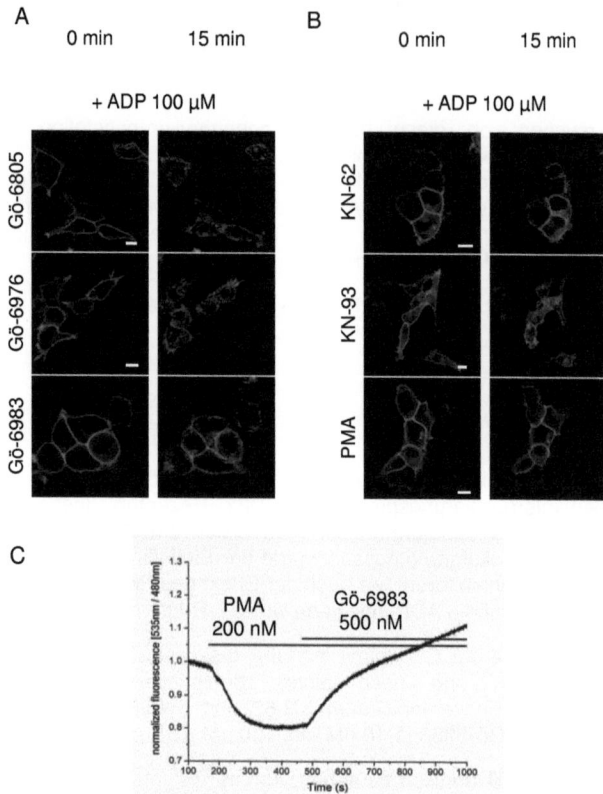

Abbildung 22: Effekt verschiedener Kinase-Inhibitoren auf die Internalisierung des GFP-markierten wt-P2Y$_1$R in HEK-293 Zellen. (A/B) Konfokalbilder links: Zellen nach einer 10-minütigen Vorinkubation mit den PKC-Inhibitoren Gö-6850, Gö-6976 und Gö-6983 (1 µM) bzw. den CaM-Kinase2-Inhibitoren KN-62 und KN-93 (10 µM). Konfokalbilder rechts: Dieselben Zellen 15 min nach Stimulation mit 100 µM ADP (final). Letzte Zeile (PMA): Die linke Abbildung zeigt die Zellen direkt vor, die rechte Darstellung die Zellen 15 min nach PMA-Zugabe (500 nM Finalkonzentration). n ≥ 4; Maßstabsbalken: 10 µm. (C): Einfluss des PKC-Aktivators PMA und des PKC-Inhibitors Gö-6983 auf die, mittels eines FRET-basierten Sensors (CFP-KCP-2-FLASH [266]) detektierte, PKC-Aktivität in HEK-293 Zellen. Anregungswellenlänge: 436 nm; Detektion der Fluoreszenzemission: bei 480 und 535 nm. Die detektierte Emission wurde um das Durchbluten und Photobleichen korrigiert und das FRET-ratio (535/480 nm) berechnet. Nach 5-minütiger Inkubation mit 200 nM PMA erfolgte eine zusätzliche Exposition mit 500 nM Gö-6983.

Ergebnisse

4.1.3 β-Arrestin2-Translokation

Eine Reihe von Untersuchungen hat die Funktion des zytosolischen Proteins β-Arrestin als „Adapter" im Prozess der Internalisierung verschiedener GPCR gezeigt [164, 167]. Wie bereits in Studien von Mundell *et al.* [267] und einer früheren Arbeit unserer Gruppe [259] erläutert, besitzt auch der P2Y$_1$R die Fähigkeit, agonistabhängig β-Arrestin1 und β-Arrestin2 zu rekrutieren, ein Prozess, der phosphorylierungsabhängig verläuft [115, 126, 133, 268]. Jedoch erwies sich die Fähigkeit des P2Y$_1$-Rezeptors zur Rekrutierung von β-Arrestin2 unter den gewählten Versuchsbedingungen als weitaus stärker im Vergleich zur Translokation von β-Arrestin1 (**Abbildung 23**). Aus diesem Grund wurde im Folgenden ausschließlich der Zusammenhang zwischen der agonistenabhängigen Bewegung (Translokation) des β-Arrestin2 Subtyps an den P2Y$_1$R und dessen Phosphorylierung in HEK-293 Zellen analysiert. Nicht mit Rezeptor transfizierte HEK-293 Zellen zeigten keine β-Arrestin-Translokation nach ADP-Stimulation [259].

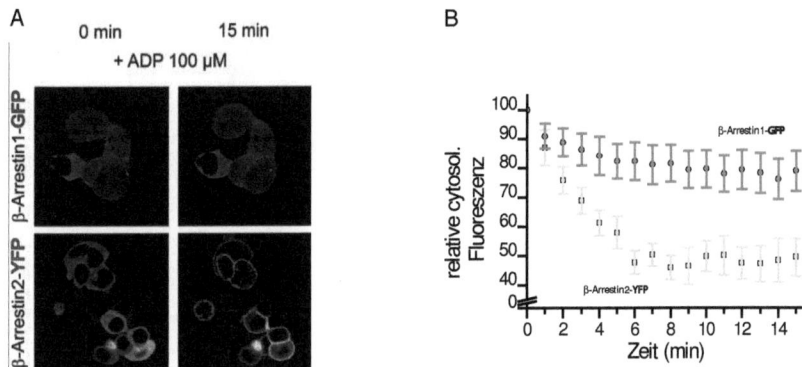

Abbildung 23: Agonisteninduzierte β-Arrestin-Translokation an P2Y$_1$-Rezeptoren. wt-P2Y$_1$R wurden mit β-Arrestin1-GFP oder β-Arrestin2-YFP in HEK-293 Zellen kotransfiziert und mit 100 µM (final) ADP stimuliert. **(A)** zeigt beispielhaft die Lokalisierung von β-Arrestin1-GFP bzw. β-Arrestin2-YFP vor und 15 min nach Stimulation. **(B)** Quantifizierung der β-Arrestin1- (Kreise) und β-Arrestin2-Translokation (Quadrate) an P2Y$_1$R. Die relative zytosolische Fluoreszenz (% von t = 0 min) aus 3 unabhängigen Experimenten mit je 10-12 Zellen wurde ermittelt („Material und Methoden") und gegen die Stimulationszeit aufgetragen.

4.1.4 Einfluss C-terminaler Phosphorylierungsstellen auf die β-Arrestin-Translokation

Zur Visualisierung der agonisteninduzierten β-Arrestin-Translokation mittels der Konfokal-Technik, wurden die CFP-markierten Mutantenrezeptoren, P2Y$_1$ Gr-1, -2 und -3, ST/AA sowie der wt-P2Y$_1$R-CFP mit β-Arrestin2-YFP in HEK-293 Zellen koexprimiert. Die ähnliche Fluoreszenzintensität der an der Zellmembran lokalisierten, CFP-markierten

Konstrukte ließ auf eine vergleichbare Expression der drei Mutanten sowie des wt-Rezeptors schließen (**Abbildung 24A**, linke Spalte).

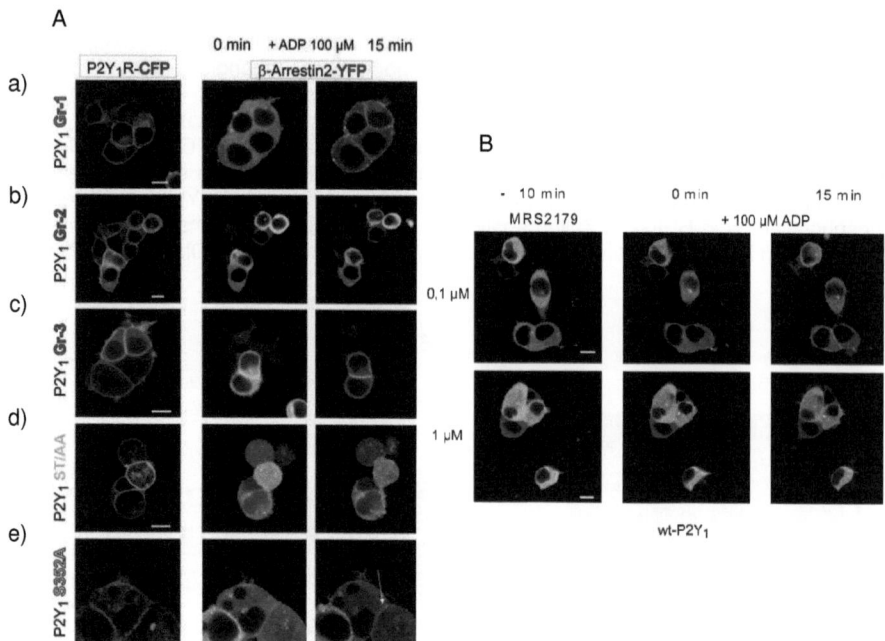

Abbildung 24: **(A)** **Repräsentative Konfokalaufnahmen agonisteninduzierter β-Arrestin2-Translokation an P2Y$_1$-(Mutanten-)Rezeptoren.** Linke Spalte: Membranlokalisierung CFP-markierter wt-P2Y$_1$R und zytosolische Verteilung von YFP-markiertem β-Arrestin2 (mittlere Spalte) vor Stimulation mit ADP. Die rechte Spalte repräsentiert dieselben Zellen 15 min nach Stimulation mit 100 µM ADP (final). Der Maßstabsbalken entspricht 10 µm. **(B)** HEK-293 Zellen wurden mit β-Arrestin2-YFP und dem wt-P2Y$_1$R transient transfiziert. Nach einer 10-minütigen Vorinkubation mit unterschiedlichen Konzentrationen des spezifischen P2Y$_1$-Antagonisten MRS2179 erfolgte eine Stimulation mit 100 µM ADP.

Innerhalb von 15 min nach ADP-Stimulation (100 µM) konnte in P2Y$_1$R Gruppe-1 oder Gruppe-3 koexprimierenden Zellen eine rasche β-Arrestin-Translokation beobachtet werden (**Abbildung 24 a/c**). Weder kotransfizierte P2Y$_1$ Gruppe-2-Rezeptoren noch die P2Y$_1$-Doppelmutante ST/AA zeigten hingegen eine detektierbare β-Arrestin2-Translokation (**Abbildung 24 b/d**). Die in der Doppelmutante ST/AA enthaltenen Punktmutationen in Position S352 und T358 zeigten als Einzelmutanten (S352A und T358A) eine gegenüber der Gr-1 und Gr-3 verminderte Translokation von β-Arrestin2-YFP (für S352 beispielhaft in **Abbildung 24 e** gezeigt).

Die Spezifität der beobachteten β-Arrestin2-Translokation wurde durch den Einsatz des selektiven P2Y$_1$-Antagonisten MRS2179 [225, 234] gezeigt. Dieser hemmte konzentrationsabhängig die ADP-vermittelte β-Arrestin2-Translokation an Membran-P2Y$_1$-Rezeptoren (**Abbildung 24B**).

Um über eine zweite Methode auch die direkte Interaktion von β-Arrestin und dem wt-P2Y$_1$R zu analysieren, wurden β-Arrestin2-YFP und der CFP-markierte wt-P2Y$_1$R transient in HEK-293 Zellen exprimiert. Das cyanfarbene Protein CFP diente für die in der Folge durchgeführten FRET-Messungen als Donorfluorophor, während das gelbfarbene YFP als Akzeptorfluorophor agierte. Eine ausführliche Beschreibung zum Prinzip, der Durchführung und Auswertung des Fluoreszenz-Resonanz-Energietransfers, FRET, findet sich unter „Material und Methoden" (2.3.2.2.). Als Konsequenz der ADP-induzierten Interaktion zwischen β-Arrestin2-YFP und dem CFP-markierten wt-P2Y$_1$R konnte ein Anstieg des ratiometrischen FRET-Signals (FRET-ratio; F$_{YFP}$/F$_{CFP}$) detektiert werden (**Abbildung 25**).

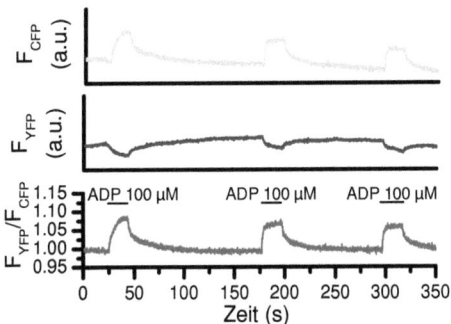

Abbildung 25: β-Arrestin2/P2Y$_1$-Rezeptor-Interaktion. HEK-293 Zellen wurden transient mit β-Arrestin2-YFP und dem P2Y$_1$R-CFP transfiziert und das Donor-Fluorophor CFP mit Licht der Wellenlänge 436 nm angeregt. Die ADP-induzierte β-Arrestin/Rezeptor-Interaktion wurde als Anstieg der Akzeptorfluoreszenz bei 535 nm (F$_{YFP}$, gelbe Spur) und als Abfall der Donorfluoreszenz bei 480 nm (F$_{CFP}$, blaue Spur) detektiert. Rote Spur: FRET-ratio (F$_{YFP}$/F$_{CFP}$) einer Einzelzelle.

4.1.5 Phosphorylierung des P2Y$_1$R

Um zu überprüfen ob eine Phosphorylierung des distalen P2Y$_1$R C-Terminus tatsächlich Voraussetzung für die beobachtete agonistabhängigen Internalisierung und quantitative β-Arrestin2-Translokation ist, habe ich im Folgenden den Phosphorylierungsstatus des wt-P2Y$_1$R mit jenem der P2Y$_1$ Gr-2 Clustermutante und der P2Y$_1$ Doppelmutante ST/AA vor bzw. nach Agonist-Stimulation verglichen (**Abbildung 26**).

Alle Mutantenrezeptoren wiesen eine mit dem wt-Rezeptor vergleichbare basale Phosphorylierung auf. 7 min nach Stimulation mit dem spezifischen $P2Y_1$-Agonisten 2-MeSADP war nur einen Anstieg der Wildtyp-$P2Y_1$-Rezeptorphosphorylierung zu erkennen, während die Gr-2-Mutante sowie die Doppelmutante ST/AA nur marginal phosphoryliert wurden (**Abbildung 26B**). Die quantitative Analyse der Phosphorylierungsdaten zeigte entsprechend eine verminderte Phosphorylierung der beiden Mutantenrezeptoren gegenüber dem Wildtyp-$P2Y_1$-Rezeptor (**Abbildung 26A**).

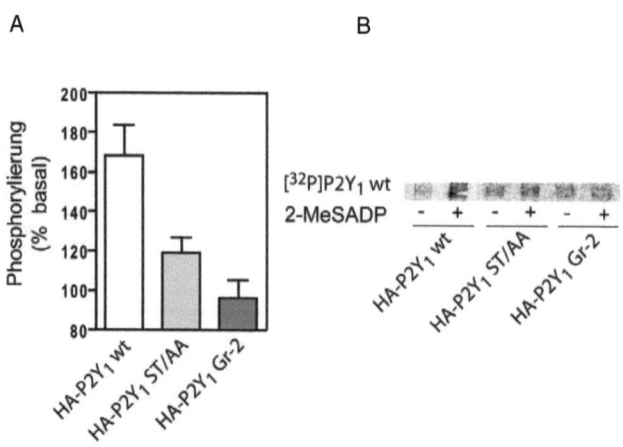

Abbildung 26: $P2Y_1R$-Phosphorylierung. HEK-293 Zellen wurden mit den drei HA-$P2Y_1$-CFP-Konstrukten, wt-$P2Y_1$, $P2Y_1$ Gr-2 und $P2Y_1$ ST/AA transient transfiziert und in phosphatfreiem DMEM mit [^{32}P]-Orthophosphat markiert. **(A)** 7 min nach Stimulation mit 10 nM 2-MeSADP wurde die Phosphorylierung jedes Konstruktes quantitativ analysiert. Die Resultate stellen den Mittelwert vier unabhängiger Experimente ± S.E. bezogen auf den Basalwert dar. Statistik: ANOVA ($p < 0{,}05$; ·). **(B)** zeigt ein repräsentatives Experiment basaler und agonisteninduzierter Phosphorylierung der drei verwendeten $P2Y_1$-Konstrukte.

4.1.6 Einfluss C-terminaler Phosphorylierungsstellen auf die PKC-vermittelte heterologe Desensibilisierung

Fam et al. (2003) [109] wiesen auf die Rolle der PKC im Prozess der Rezeptordesensibilisierung hin. Insbesondere die Relevanz der Phosphorylierungsstelle Thr 339 ist in diesem Zusammenhang beschrieben, die auch in der Clustermutante Gr-1 zu Alanin mutiert wurde (**Abbildung 18**). Um die für die Desensibilisierung des $P2Y_1$-Rezeptors essentiellen Phosphorylierungsstellen zu identifizierten, habe ich die PKC-vermittelte Reduktion der rezeptorvermittelten Ca^{2+}-Ausschüttung untersucht (**Abbildung 27**).

Ergebnisse

Da 1321N1 Astrozytomazellen keine endogenen P2Y-Rezeptoren exprimieren [269], wurden Zellen als Expressionssystem für den Wildtyp-P2Y$_1$-Rezeptor bzw. die P2Y$_1$ Gruppe-1 oder -2-Mutanten-Rezeptoren gewählt. Zur Detektion des freigesetzten Ca^{2+} wurden die Zellen mit dem fluoreszenten Ca^{2+}-Indikator Fura-2 AM beladen. Wie in **Abbildung 27** zu sehen, führte die Stimulation aller drei Konstrukte mit 2-MeSADP zu vergleichbaren Ca^{2+}-Antworten.

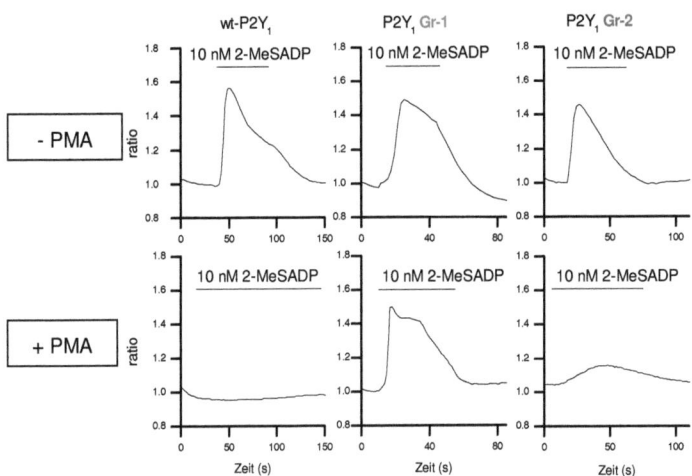

Abbildung 27: ADP-induzierte Ca^{2+}-Antwort verschiedener P2Y$_1$-Konstrukte. 1321N1 Astrozytoma-Zellen wurden mit den entsprechenden P2Y$_1$-CFP-Konstrukten transient transfiziert und mit dem Ca^{2+}-sensitiven Farbstoff Fura-2 Acetoxymethyl-Ester beladen. Die obere Zeile zeigt repräsentative Ca^{2+}-Spuren einzelner Zellen nach Stimulation mit 10 nM 2-MeSADP. Unten: Ca^{2+}-Spuren einzelner Zellen nach Vorinkubation mit dem PKC-Aktivator PMA (12-Myristat 13-Acetat; 500 nM) und nachfolgender 2-MeSADP-Zugabe (10 nM).

Um nun die PKC-vermittelte (heterologe) Rezeptordesensibilisierung zu stimulieren, wurden die Zellen bis zu fünf Minuten mit PMA (12-Myristat 13-Acetat) vorinkubiert [270, 271]. Die nachfolgende ADP-Stimulation führte zu keiner detektierbaren Ca^{2+}-Antwort des Wildtyp-P2Y$_1$- bzw. des P2Y$_1$ Gruppe-2-Rezeptors. Das Ca^{2+}-Signal des P2Y$_1$ Gruppe1-Mutantenrezeptors hingegen wurde durch die PMA-Vorinkubation nicht beeinträchtigt und war vergleichbar mit beobachteter Ca^{2+}-Antwort vor PMA-Behandlung.

Die in der P2Y$_1$ Gruppe-2 zu Alanin mutierten Phosphorylierungsstellen Ser 352 und Thr 358 scheinen also an der PMA-induzierten β-Arrestin2-Translokation und Internalisierung des P2Y$_1$R beteiligt zu sein, während die Desensibilisierung des Rezeptors durch eine oder mehrere potentielle Phosphorylierungsstellen in der dritten Intrazellulärschleife beeinflusst werden dürfte.

4.2- Abschnitt II -
Identifikation C-terminaler Phosphorylierungsstellen als Schlüsselpositionen der β_2AR/β-Arrestin-Interaktion

In der Literatur sind fünf potentielle Phosphorylierungsstellen der Serin(Ser)-/Threonin(Thr)-Kinase GRK2 im C-terminalen Bereich des β_2AR zwischen den Aminosäuren 384 und 411 [272] bzw. 355 und 364 [273-276] beschrieben. Wie auch beim $P2Y_1$-Rezeptor fehlen jedoch detailliertere Erkenntnisse über die Rolle potentieller Phosphorylierungsstellen im C-Terminus des β_2AR für die β-Arrestin2-Bindung und Rezeptorinternalisierung. Bouvier et al. zeigten bereits 1988, dass die Mutation aller distal zu Aminosäure 354 lokalisierten elf Ser- bzw. Thr-Reste die agonistenvermittelte Phosphorylierung des β_2AR sowie (detektierbare) β-Arrestin-Rekrutierung inhibiert. Ausgehend von der von Bouvier et al. beschriebenen Rezeptormutante (PD-Mutante, phosphorylierungsdefiziente Mutante), wurden sechs weitere β_2AR-Mutantenrezeptoren konstruiert (**Abbildung 28**). Der Austausch einer proximalen Gruppe von fünf Serin-/Threonin-Resten zwischen Position 355 und 364 (zu Alanin und Glycin) im β_2AR C-Terminus führte zur Formation der sogenannten PD-N Mutante, während zur Konstruktion der PD-C Mutante ein distales Cluster aus Ser-/Thr -Resten ab Position 384 mutiert wurde. Zusätzlich wurden drei C-terminal verkürzte Mutanten generierten: β_2AR ΔC2 weist einen ab Position 381 verkürzten C-Terminus auf. Die Mutante β_2AR ΔC2-PD unterscheidet sich von β_2AR ΔC2 durch das Fehlen der potentiellen Ser-/Thr-Phosphorylierungsstellen der PD-N Mutante zwischen Position 355 und 364 (β_2AR ΔC2-PD = quasi C-terminal verkürzte PD-N-Mutante). Die dritte, um den C-terminalen Bereich ab Position 405 verkürzte β_2AR-Mutante, erhielt die Bezeichnung β_2AR ΔAsn405. Alle Rezeptormutanten zeigten vergleichbare Ligandenbindungsaffinität [260].

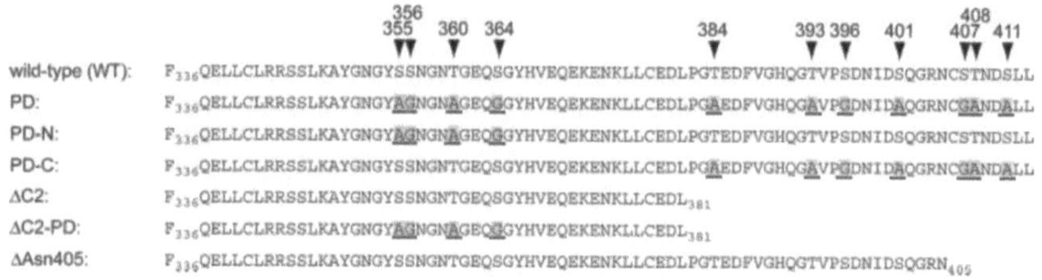

```
                       356                                          408
                    355   360  364              384      393 396 401 407 411
                     ▼▼    ▼    ▼                ▼        ▼   ▼   ▼   ▼▼  ▼
wild-type (WT):   F₃₃₆QELLCLRRSSLKAYGNGYSSNGNTGEQSGYHVEQEKENKLLCEDLPGTEDFVGHQGTVPSDNIDSQGRNCSTNDSLL
PD:               F₃₃₆QELLCLRRSSLKAYGNGYAGNGNAGEQGGYHVEQEKENKLLCEDLPGAEDFVGHQGAVPGDNIDAQGRNCGANDALL
PD-N:             F₃₃₆QELLCLRRSSLKAYGNGYAGNGNAGEQGGYHVEQEKENKLLCEDLPGTEDFVGHQGTVPSDNIDSQGRNCSTNDSLL
PD-C:             F₃₃₆QELLCLRRSSLKAYGNGYSSNGNTGEQSGYHVEQEKENKLLCEDLPGAEDFVGHQGAVPGDNIDAQGRNCGANDALL
ΔC2:              F₃₃₆QELLCLRRSSLKAYGNGYSSNGNTGEQSGYHVEQEKENKLLCEDL₃₈₁
ΔC2-PD:           F₃₃₆QELLCLRRSSLKAYGNGYAGNGNAGEQGGYHVEQEKENKLLCEDL₃₈₁
ΔAsn405:          F₃₃₆QELLCLRRSSLKAYGNGYSSNGNTGEQSGYHVEQEKENKLLCEDLPGTEDFVGHQGTVPSDNIDSQGRN₄₀₅
```

Abbildung 28: Sequenzvergleich des humanen wt-β_2AR mit den verwendeten β_2AR-Mutantenrezeptoren. Gezeigt sind die Sequenzen ab Phenylalanin 336 zu Beginn des intrazellulären C-Terminus. Serine und Threonine sind mit Pfeilen über der wt-Sequenz gekennzeichnet. Aminosäuren, die mutiert wurden, sind grau hinterlegt sowie rot unterstrichen.

Um mittels FRET Rezeptor/β-Arrestin-Interaktionen detektieren zu können, wurden die C-terminal mit YFP markierten β_2AR-Konstrukte mit β-Arrestin2-CFP in HEK-293 Zellen transient koexprimiert. Aufgrund der postulierten GRK-Abhängigkeit der β-Arrestin/Rezeptor-Interaktion [136], wurde zusätzlich die cDNA der GRK2 kotransfiziert. Wie zuvor beim $P2Y_1$-Rezeptor wurde aufgrund der höheren Affinität von

Ergebnisse

β-Arrestin2 gegenüber β-Arrestin1 [178] ausschließlich die Translokation des β-Arrestin2-Konstruktes an $β_2AR$ untersucht. Zur Detektion von agonisteninduzierten Interaktionen von β-Arrestin und dem $P2Y_1R$, wurde CFP als Donor- und YFP als Akzeptorfluorophor verwendet. **Abbildung 29A** zeigt einen repräsentativen Signalverlauf (FRET-Spur) agonistenstimulierter Interaktion zwischen wt-$β_2AR$-YFP und β-Arrestin2-CFP in Anwesenheit von GRK2.

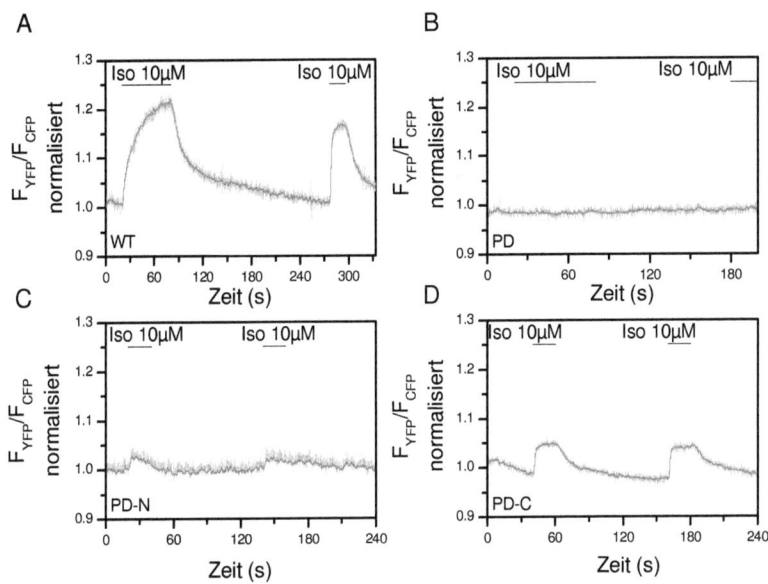

Abbildung 29: Interaktion des wt-$β_2AR$ bzw. der phosphorylierungsdefizienten $β_2AR$-Mutanten mit β-Arrestin2, detektiert mittels FRET. HEK-293 Zellen wurden transient mit dem jeweiligen Rezeptor-YFP-Konstrukt, GRK2 sowie β-Arrestin2-CFP transfiziert. Die Zellen wurden mit 10 μM Isoproterenol (Iso) stimuliert und die Emission bei 480 nm und 535 nm detektiert; Anregungswellenlänge: 436 nm. Gezeigt ist die korrigierte Ratio F_{YFP}/F_{CFP} (F_{535}/F_{480}) (rot). Interaktionen von β-Arrestin2-CFP mit dem **(A)** wt-$β_2AR$-YFP **(B)** $β_2AR$ PD-YFP **(C)** $β_2AR$ PD-N-YFP **(D)** $β_2AR$ PD-C-YFP. Die Daten zeigen repräsentative Experimente aus mindestens fünf unabhängigen Experimenten.

Entsprechende Experimente wurden im Folgenden mit verschiedenen $β_2AR$-Mutanten durchgeführt:

Durch FRET-Messungen zwischen $β_2AR$-PD-YFP und β-Arrestin2-CFP konnte ich zeigen, dass die Mutation aller elf C-terminalen Ser- und Thr-Reste die Interaktion des YFP-markierten Rezeptors mit β-Arrestin2-CFP verhindert (**Abbildung 29B**), wodurch beschriebene Beobachtungen von Bouvier et al. [104] (siehe Beginn Abschnitt II) bestätigen werden konnten. Das Fehlen aller distal lokalisierten potentiellen Phosphorylierungsstellen ab Aminosäure 384 ($β_2AR$ PD-C) hingegen blockierte die β-Arrestin2-Translokation nur leicht (**Abbildung 29D**), während die Interaktion zwischen β₂AR PD-N-YFP und β-Arrestin2-CFP zu einem deutlich verringerten FRET-Signal führte (**Abbildung 29C**). konfokalmikroskopische Daten bestätigten die beobachteten Resultate der FRET-Experimente [260].

Die im distalen C-Terminus lokalisierten potentiellen Phosphorylierungsstellen des β₂AR scheinen somit keinen Einfluss auf die Translokation von β-Arrestin2 an membranständige β₂AR zu besitzen.

Um herauszufinden, ob der distale Teil des β₂AR C-Terminus zur β-Arrestin2-Bindung überhaupt in irgendeiner Hinsicht beiträgt, habe ich den Mutantenrezeptor β₂AR ΔC2, (**Abbildung 28**) auf dessen Fähigkeit mit β-Arrestin2 zu interagieren, getestet. Wie in **Abbildung 30A** erkennbar, beeinträchtigte die Verkürzung des Rezeptor C-Terminus distal zu Aminosäure 381 die β-Arrestin/β₂AR-Interaktionen nicht. Die Kombination aus Mutationen der Ser-/Thr-Reste zwischen den Aminosäuren in Position 355 und 364 und der Verkürzung des distalen C-Terminus hingegen resultierte in einem nur schwach detektierbaren FRET-Signal, beeinträchtigte die β-Arrestin-Bindung also stark (**Abbildung 30B**).

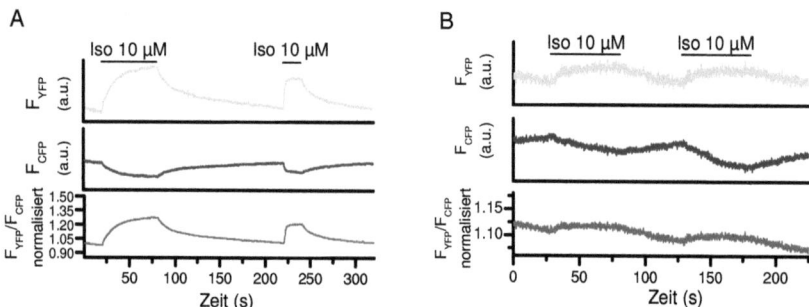

Abbildung 30: Interaktion des ΔC2 β₂AR bzw. der ΔC2 PD Rezeptormutante mit β-Arrestin2. Agonisten-induziertes FRET zwischen den YFP-markierten Rezeptormutanten **(A)** ΔC2 oder **(B)** ΔC2 PD und β-Arrestin2-CFP in HEK-293 Zellen. Die Zellen wurden mit 10 μM Isoproterenol (Iso) stimuliert. Nach Anregung bei 436 nm, wurde die Emission bei 480 nm (F_{CFP}; cyan) und 535 nm (F_{YFP}; gelb) detektiert. Die unterste Zeile repräsentiert jeweils die korrigierte Ratio F_{YFP}/F_{CFP} (F_{535}/F_{480}; rot). Die Spuren stellen repräsentative FRET-Signale aus 12 unabhängigen Experimenten dar.

Aus diesen Untersuchungen lässt sich ableiten, dass die Phosphorylierung proximaler Ser-/Thr-Reste des β₂AR C-Terminus eine wichtige Voraussetzung für eine effiziente β-Arrestin2-Translokation darstellt. Trotz geringer β-Arrestin-Bindung an die aktivierte β₂AR ΔC2-PD Mutante, konnten wir die zwischen den Aminosäuren 355 und 364 lokalisierten Ser-/Thr-Reste als Schlüsselbereiche der GRK-Phosphorylierung und nachfolgender β-Arrestin2-Bindung identifizieren.

Die kinetische Analyse der FRET-Daten des wt-β₂AR zeigte einen nur langsamen Anstieg des FRET-Signals nach einem ersten Isoproterenol-Stimulus. Perfundierte man anschließend die Zellen mit Messpuffer ohne Agonist bis zum Erreichen der Basislinie und stimulierte die Zellen erneut mit Isoproterenol, war eine im Vergleich zum ersten Agonisten-puls deutlich schnellere FRET-Änderung zu erkennen (**Abbildung 29A**). Krasel et al. [136] postulierten, dass die Kinetik der ersten Stimulation die Kinetik der GRK-Phosphorylierung wiederspiegelt, während die Kinetik des FRET-Signals nach einem zweiten Agonistenpuls bzw. folgender Stimuli die Geschwindigkeit der β-Arrestin-Translokation an die vorphosphorylierten Rezeptoren repräsentiert. Die FRET-Daten der vorliegenden Arbeit lassen demnach auf eine leicht schnellere Phosphorylierung der β$_2$AR PD-C Mutante verglichen zum wt-β$_2$AR schließen (**Tabelle 11**). Nachfolgende Stimulationen der β$_2$AR PD-C Mutante (t$_½$ 1,5 sec) mit Isoproterenol zeigten vergleichbare Kinetiken wie der wt-β$_2$AR (t$_½$ 1,1 sec) nach entsprechender Stimulation. Entsprechend deuten diese Ergebnisse auf eine ähnlich schnelle Translokation von β-Arrestin2 an die PD-C-Mutante bzw. den wt-Rezeptor hin. Neben den kinetischen Unterschieden zeigte die β$_2$AR PD-C-Mutante im Vergleich zum wt-β$_2$AR zudem reproduzierbar kleinere FRET-Signale (**Abbildung 29D**).

Rezeptor-Konstrukt	Erster Stimulus		Zweiter Stimulus	
	$K\,(s^{-1})$	$t_{½}\,(s)$	$K\,(s^{-1})$	$t_{½}\,(s)$
Wt	0,08 ± 0,04	8,30	0,64 ± 0,03	1,10
PD	Keine Bindung detektierbar		Keine Bindung detektierbar	
PD-N	Keine Bindung detektierbar		Keine Bindung detektierbar	
PD-C	0,16 ± 0,02	4,30	0,46 ± 0,05	1,50
ΔC2	0,06 ± 0,01	11,00	0,91 ± 0,11	0,80
ΔC2-PD	Nicht auswertbar		Nicht auswertbar	
ΔAsn405	0,07 ± 0,01	10,50	0,68 ± 0,03	1,00

Tabelle 11: Kinetische Konstanten der β-Arrestin2-YFP-Bindung an verschiedene Rezeptormutanten. β-Arrestin2-YFP zeigte keine Bindung an β$_2$AR PD und PD-N und nur eine schwache Bindung an ΔC-PD. Die Kinetiken der FRET-Antwort nach einem ersten Stimulus waren nicht signifikant unterschiedlich zueinander, die Kinetik der ΔC2-PD Mutante nicht auswertbar. Die Bindung von β-Arrestin2 an ΔC2 nach einem zweiten Stimulus erwies sich als signifikant schneller als die Interaktion mit dem wt-β$_2$AR (p < 0,05, **; einseitige ANOVA und Bonferroni-Korrektur).

4.3- Abschnitt III -
Wie gut ist das „Phosphorylierungsgedächtnis" des β_2AR?

Wenn es zutrifft, dass die nach einer ersten Stimulation anhaltende Rezeptorphosphorylierung zu einer schnelleren β-Arrestin2-Translokation infolge eines zweiten Rezeptor-Stimulus führt [136], so sollten die Translokationskinetiken aufgrund von Rezeptordephosphorylierung nach einem gewissen Zeitraum wieder langsamer werden [277]. Um diese Hypothese zu testen, habe ich zunächst den β_2AR-YFP transient mit β-Arrestin2-CFP in HEK-293 Zellen koexprimiert und mit Isoproterenol oder Adrenalin stimuliert. Die Zellen wurden anschließend bis zum Erreichen der Basislinie mit agonistenfreiem FRET-Puffer perfundiert und erneut stimuliert. Die durch einen initialen bzw. einen zweiten Agonistenpuls bedingte Kinetik der detektierten FRET-Signale wurde analysiert (wt-β_2AR, **Abbildung 29 und Abbildung 31**). Nach einer Auswaschphase von bis zu 8 Minuten wurden die Zellen ein drittes mit Mal dem jeweiligen Agonist perfundiert (beispielhaft für Isoproterenol in **Abbildung 31** dargestellt).

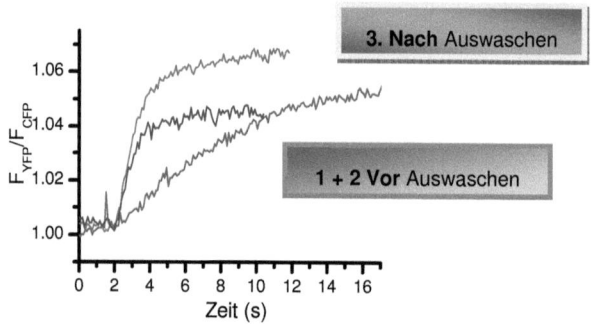

Abbildung 31: Die Änderung der FRET-Ratio (F_{YFP}/F_{CFP}) repräsentiert die Isoproterenol-induzierte Interaktion von β_2AR-YFP mit β-Arrestin2-CFP in HEK-293 Zellen. Die Einzelspuren zeigen beispielhaft die Kinetik der Interaktion nach einem 1. Stimulus (cyan), einem 2. Stimulus (blau) bzw. einem 3. Stimulus (rot) mit 10 µM Iso nach einer Auswaschphase von 8 min. Repräsentatives Beispiel aus n ≥ 3 Experimenten.

Eine erste Stimulation mit Iso 10 µM führte zu einer langsameren FRET-Änderung im Vergleich zu einem zweiten Iso-Puls gleicher Konzentration (**Abbildung 31 und Tabelle 11**). Die gleiche Zelle wurde im Anschluss 8 Minuten mit (agonistenfreiem) FRET-Puffer perfundiert. Um ein „Bleichen" der Fluorophore zu verhindern, wurden die Zellen in diesem Zeitraum nicht belichtet. Eine erneute Stimulation mit 10 µM Iso führte zu vergleichbar schneller FRET-Änderung wie ein zweiter Iso-Puls (**Abbildung 31**). Ähnliche Ergebnisse ergaben sich aus Messungen mit Adrenalin (**Tabelle 12**).

Diese Daten lassen darauf schließen, dass die Phosphorylierung des β_2AR unter den gewählten Bedingungen mindestens 8 min anhält.

1. Stim. vor Auswaschen τ (s)	2. Stim. vor Auswaschen τ (s)	1. Stim. nach Auswaschen τ (s)
10,36 ± 4,00 (t½ = 7,18)	2,09 ± 1,17 (t½ = 1,44)	2,07 ± 0,93 (t½ = 1,43)

Tabelle 12: Kinetik der β-Arrestin-$β_2$AR-Interaktion. Im Vergleich zu einer ersten Stimulation (Stim.) mit Adrenalin 10 µM führt ein zweiter Adrenalin-Puls zu einer deutlich schnelleren Kinetik der β-Arrestin-YFP Bindung an CFP-markierte $β_2$AR. Gezeigt ist der Mittelwert aus n = 7 Experimenten ± S.E..

4.4 -Abschnitt IV-
Das Phänomen des „biased agonism" am Beispiel des $β_2$AR

In der Literatur finden sich mannigfaltige Hinweise darauf, dass unterschiedliche Substanzen unterschiedliche Präferenzen für bestimmte mit einem Rezeptor verknüpfte Signalwege besitzen (siehe unter Einleitung Abschnitt „biased agonism") So ist beispielsweise die bevorzugte Aktivierung β-Arrestin-vermittelter gegenüber G-Protein-assoziierten Signaleffekten („β-Arrestin bias") beschrieben. Der Fokus dieses Teilprojektes lag auf der Untersuchung des „biased agonism" als einen endogenen Mechanismus des $β_2$AR.

4.4.1 G-Protein-Aktivierung

Zu diesem Zweck wurde zunächst die G_s-Aktivierung in lebenden Zellen nach Stimulation mit den endogenen $β_2$AR-Agonisten Adrenalin und Noradrenalin analysiert. Als Vergleichssubstanzen dienten der volle Agonist (hinsichtlich der G-Protein-Aktivierung) Isoproterenol sowie die beiden Partialagonisten Terbutalin und Fenoterol. CHO-Zellen, die stabil wt-$β_2$AR exprimierten [219] wurden mit der YFP-markierten $Gα_s$-Untereinheit, der CFP-markierten $Gγ_2$- und der Gβ-Untereinheiten kotransfiziert und die agonisteninduzierte Dissoziation der $Gα_s$- von der $Gγ_2$-Untereinheit als „Indikator" der G-Protein-Aktivierung mittels FRET detektiert. **Abbildung 32** zeigt beispielhaft ligandeninduzierte FRET-Änderungen zwischen der CFP-markierten $Gγ_2$- (Donor) und der YFP-markierten $Gα_s$-Untereinheit (Akzeptor) nach Stimulation mit 10 µM Isoproterenol. Vergleichbare Experimente wurden sowohl mit (Nor-)Adrenalin als auch Terbutalin und Fenoterol in jeweils sättigenden Konzentrationen (etwa 10-fach K_D; entspricht etwa 90 % Rezeptorbesetzung; [219]) durchgeführt. Die Maximaleffekte wurden auf den mit Isoproterenol beobachteten Effekt normiert und in **Abbildung 32B** dargestellt.

Ergebnisse

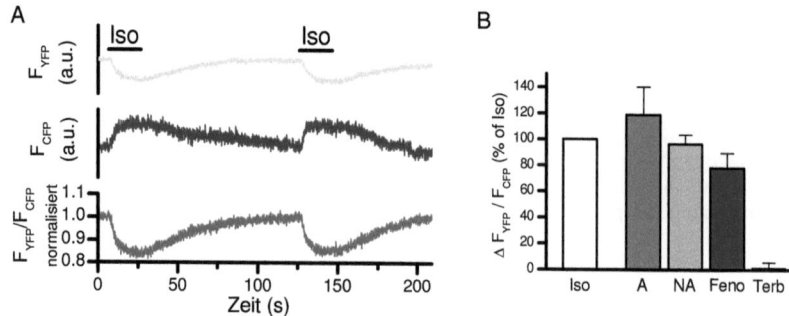

Abbildung 32: Agonisteninduzierte G_s-Aktivierung. CHO Zellen, die stabil den β_2AR exprimieren, wurden mit $G\alpha_s$-YFP, $G\beta_1$ und CFP-γ_2 transient transfiziert und die agonisteninduzierte FRET-Änderung detektiert (siehe „Material und Methoden"). **(A)** Der Isoproterenol(Iso)-bedingte Anstieg des CFP-Signals (F_{CFP}) wird durch die mittlere blaue Spur repräsentiert. Die entsprechende Abnahme des YFP-Signals (F_{YFP}) und die resultierende FRET-Ratio-Spur (F_{YFP}/F_{CFP}) sind in gelb (YFP) bzw. rot (F_{YFP}/F_{CFP}) dargestellt. **(B)** Vergleichbare Experimente wie in (A) wurden mit verschiedenen β_2AR-Agonisten durchgeführt. Die FRET-Änderungen ($\Delta F_{YFP}/F_{CFP}$) reflektieren die durch 10 µM Adrenalin, A; 300 µM Noradrenalin, NA; 10 µM Fenoterol, Feno oder 150 µM Terbutalin, Terb induzierte G_s-Aktivierung (% Iso). Jeder Balken stellt den Mittelwert ± S.E. aus ≥ 4 unabhängigen Experimenten dar.

In diesen Experimenten konnte ich keine signifikanten Unterschiede zwischen Isoproterenol, Adrenalin und Noradrenalin beobachten. Dagegen zeigte Fenoterol im Vergleich zu Isoproterenol eine um 20-25 % geringere G_s-Protein-Aktivierung. Terbutalin führte zu keiner detektierbaren FRET-Änderung.

Vergleicht man die quantitativen Daten der beobachteten G_s-Protein-Aktivierung mit Resultaten der agonisteninduzierten cAMP-Produktion (als eine indirekte Konsequenz der G_s-Protein-Aktivierung), so ergibt sich ein linearer Zusammenhang zwischen den beiden Parametern (**Abbildung 33A**). Wie zuvor für die quantitative Analyse, wurde auch für eine kinetische Betrachtung der cAMP-Freisetzung ein mäßig exprimierender Klon des wt-β_2AR verwendet [219]. Die Akkumulation von [α-^{32}P]-cAMP verhielt sich über den Zeitraum von 5-20 min für alle Substanzen unter gewählten Versuchsbedingungen („Material und Methoden") linear (**Abbildung 33B**).

Ergebnisse

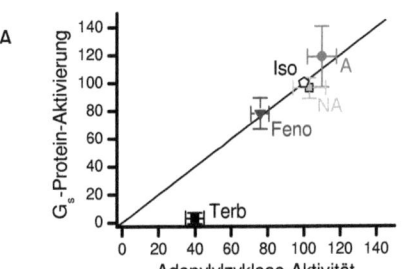 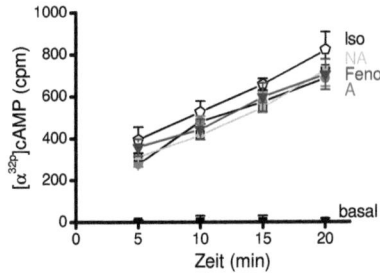

Abbildung 33: Indirekte Bestimmung der Adenylylzyklase-Aktivität durch Messungen des cAMP-Anstiegs in CHO Zellen. (A) Vergleich der agonisteninduzierten cAMP-Bildung (x-Achse) mit der entsprechenden G_s-Aktivierung (y-Achse) aus Abb. 32 (jeweils % von Iso) **(B)** Linearer Anstieg der kummulativen cAMP-Konzentration über die Zeit nach Stimulation mit Isoproterenol 10 μM (Fünfeck), Noradrenalin 300 μM (Quadrat), Adrenalin 10 μM (Kreis), Fenoterol (Dreieck nach unten gerichtet). Die nach links gerichteten Dreiecke repräsentieren basale cAMP-Konzentrationen unstimulierter CHO Zellen (Basalwert). Terbutalin-induzierte Effekte wurden nicht analysiert. Abkürzungen siehe Abb.32. cpm = counts per minute.

4.4.2 β-Arrestin2-Translokation

4.4.2.1 Quantitative Betrachtung (Amplitude) der β-Arrestin-Translokation

Da der $β_2AR$ zur Quantifizierung nicht ausreichend β-Arrestin1 transloziert, [178], wurde ausschließlich die agonisteninduzierte Membrantranslokation von β-Arrestin2 untersucht. **Abbildung 34A** zeigt die Lokalisierung von YFP-markiertem βArrestin2, in wt-$β_2AR$ exprimierenden HEK-293 Zellen, vor und 20 min nach Zugabe von Isoproterenol (10 μM), den endogenen Agonisten Noradrenalin (300 μM) sowie Adrenalin (10 μM) bzw. den beiden synthetischen Partialagonisten (hinsichtlich der G-Protein-Aktivierung) Terbutalin (150 μM) und Fenoterol (10 μM).

Die Fluoreszenzzunahme in definierten Membranregionen über die Zeit wurde detektiert und die Resultate jeweils mit dem durch Isoproterenol ausgelösten Effekt (= 100 %) ins Verhältnis gesetzt. In **Abbildung 34B** ist die durch sättigende Konzentrationen (10-fach K_D) der getesteten Substanzen induzierte mittlere β-Arrestin-Translokation (n ≥ 8) nach einer Stimulationsdauer von 20 min gezeigt. Diese Daten lassen eine beinahe volle agonistische Aktivität von Adrenalin und Fenoterol im Hinblick auf die Rekrutierung von β-Arrestin2 an die Membran erkennen, während Noradrenalin und Terbutalin nur partielle Effekte induzieren (NA ≈ 50%; Terb ≈ 60%).

Ergebnisse

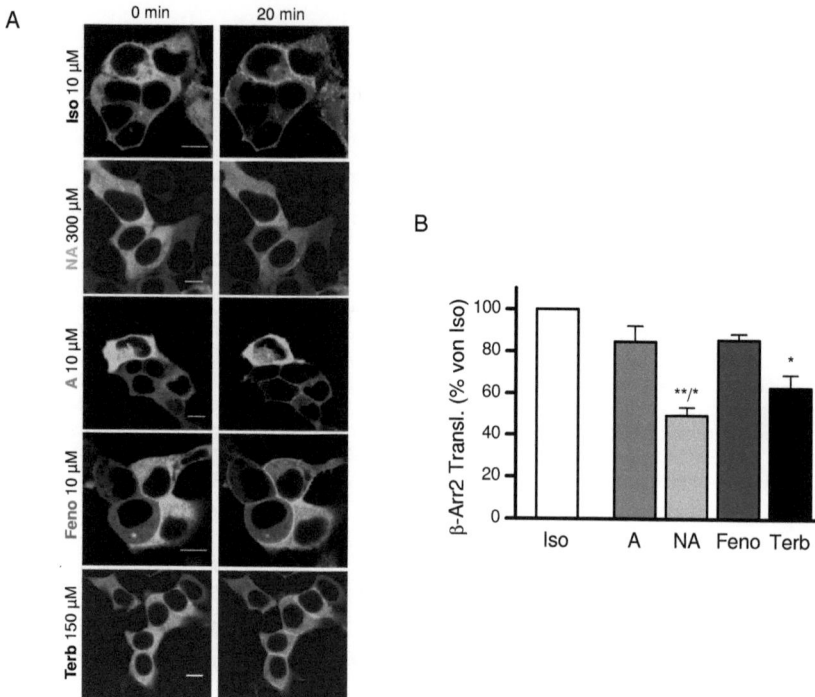

Abbildung 34: Agonisteninduzierte Translokation von β-Arrestin2-YFP an die Oberfläche von HEK-293 Zellen. (A) Die Stimulation der Zellen mit den gleichen Agonisten in gleichen Konzentrationen, wie in Abbildung 33, führte zur Translokation von β-Arrestin2-YFP aus dem Zytosol an die Plasmamembran. (B) Die Fluoreszenzänderung in definierten Bereichen der Membran wurde, wie unter „Material und Methoden" beschrieben, vor und 20 min nach Agonistenstimulation bestimmt. Die Balken repräsentieren jeweils den Mittelwert ± S.E. aus 8-24 unabhängigen Experimenten (% von Iso 10 µM). Statistik: Die Durchführung eines ANOVA-Signifikanztests mit Bonferroni-Korrektur zeigte signifikante Unterschiede der NA-vermittelten β-Arrestin2-Translokation im Vergleich zu Iso ($p < 0{,}01$; ··) und zu allen anderen Substanzen ($p < 0{,}05$; ·). Terbutalin vs. alle anderen Substanzen: $p < 0{,}05$; ·

Um die Rekrutierung von β-Arrestin2 an membranständige β$_2$AR mit einer zweiten unabhängigen Methode zu untersuchen, wurde die agonistenabhängige Annäherung der beiden transient in HEK-293 Zellen exprimierten fluoreszent markierten Konstrukte, β-Arrestin2-CFP und β$_2$AR-YFP mittels FRET detektiert. Die Ergebnisse wurden, wie zuvor unter „Material und Methoden" beschrieben, korrigiert und auf 100 % normiert. Alle Agonisten wurden in den gleichen Konzentrationen, wie für die gezeigten Konfokalmessungen (Abbildung 34), eingesetzt. Als Beispiel ist in **Abbildung 35A** die Änderung des Verhältnisses zwischen YFP- und CFP-Fluoreszenz (F_{YFP}/F_{CFP}) in Folge

Ergebnisse

dreimaliger Stimulation mit Isoproterenol 10 µM gezeigt. Ähnliche Experimente wurden auch mit Adrenalin, Noradrenalin, Terbutalin und Fenoterol durchgeführt, und die Resultate auf den durch Isoproterenol ausgelösten Effekt bezogen. Wie in **Abbildung 35B** dargestellt, wies auch die direkte Interaktion von β-Arrestin2 und dem β$_2$AR (detektiert mittels FRET) deutliche ligandenabhängige Unterschiede auf. **Abbildung 35C** zeigt den Zusammenhang der aus FRET- und Konfokalmessungen erhaltenen Daten der β-Arrestin2-Membrantranslokation bzw. β-Arrestin/Rezeptor-Interaktion: Trägt man die quantitativen Resultate der Konfokalmethode (Fluoreszenzzunahme an der Membran) gegen die der FRET-Technik (Signalamplitude) auf, so zeigt sich eine klare, wenn auch nicht perfekte, Korrelation der Daten (**Abbildung 35C**).

Die dargestellten Experimente zeigen, dass Adrenalin sich bezüglich der Rekrutierung von β-Arrestin2 an β$_2$AR wie ein voller Agonist verhält, während die anderen Substanzen nur partielle Effekte auslösen

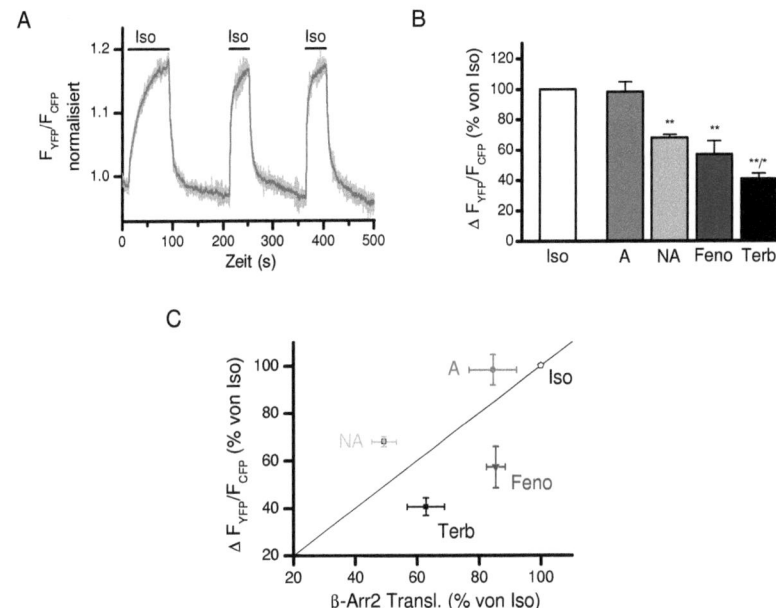

Abbildung 35: β-Arrestin2/β$_2$AR Interaktion in HEK-293 Zellen. Transient β-Arrestin2-CFP und β$_2$AR-YFP exprimierende HEK-293 Zellen wurden mit den jeweiligen Agonisten stimuliert und die Interaktion zwischen den fluoreszent markierten Proteinen mittels FRET detektiert. **(A)** Zeigt die normalisierte FRET-Ratio-Spur (F_{YFP}/F_{CFP}) eines repräsentativen Experiments nach dreimaliger Stimulation mit Isoproterenol 10 µM (waagerechte Linie) in einer einzelnen HEK Zelle. Ähnliche Experimente wurden mit allen Agonisten in gleichen Konzentrationen, wie in vorhergehenden Experimenten durchgeführt. **(B)** Jeder Balken stellt den Mittelwert von ≥ 12 Experimenten ± S.E. (% von Iso 10 µM) dar. Statistische Analyse: ANOVA-Signifikanztest mit Bonferroni-Korrektur. Die durch Terbutalin, Fenoterol und

Noradrenalin ausgelösten Effekte sind signifikant kleiner im Vergleich zu den anderen Agonisten (p < 0,01; ∗∗). Die durch Terbutalin induzierte β-Arrestin2/Rezeptor-Interaktion ist zudem signifikant geringer im Vergleich zu Noradrenalin und Fenoterol (p < 0,05; ∗). (C) Vergleich der mit Hilfe der Konfokalmikroskopie gemessenen β-Arrestin2-YFP-Membrantranslokation und der mittels FRET detektierten β-Arrestin2-CFP/β$_2$AR-YFP-Interaktion. Jeder der Datenpunkte stellt den Mittelwert aus n > 3 Experimenten dar.

4.4.2.2 Kinetische Betrachtung der β-Arrestin-Translokation

Während die FRET-Amplituden aller drei Isoproterenol-Stimuli vergleichbar sind, bewirkt der erste Puls, verglichen zu nachfolgenden Stimulationen, eine deutlich langsamere FRET-Änderung (**Abbildung 35A**). Eine entsprechende Beschleunigung der FRET-Änderung wurde auch nach Mehrfachapplikation von Adrenalin, Terbutalin, Noradrenalin und Fenoterol beobachtet (**Vergleich Abbildung 36A und B und Tabelle 13**). Während die Kinetik des FRET-Signals nach einem ersten Agonistenpuls für alle getesteten Substanzen ähnlich ist (**Abbildung 36A**), induzierte ein zweiter Isoproterenol-Stimulus die vergleichsweise schnellste FRET-Änderung, gefolgt von Adrenalin und Fenoterol (**Tabelle 13 und Abbildung 36B**). Eine zweite Stimulation des β$_2$AR mit Noradrenalin hingegen bewirkt die signifikant langsamste β-Arrestin2-Translokation (**Tabelle 13 und Abbildung 36B**). Die beschriebenen kinetischen Unterschiede der β-Arrestin-Translokation sind unabhängig vom Agonisten, der für eine erste Stimulation verwendet wurde (Daten nicht gezeigt).

Ergebnisse

Agonist/Konz.	τ (s) 1.Stimualtion	τ (s) 2.Stimulation
Isoproterenol 10 µM	7,0 ± 1,3	1,40 ± 0,17
Adrenalin 10 µM	7,8 ±1,7	2,0 ± 0,2
Noradrenalin 300 µM	9,3 ± 2,1	2,9 ± 0,4
Fenoterol 10 µM	7,8 ± 1,9	2,0 ± 0,2
Terbutalin 150 µM	Nicht auswertbar	Nicht auswertbar

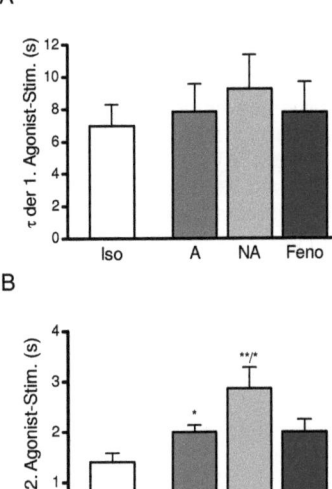

Tabelle 13 und Abbildung 36: Kinetiken agonisteninduzierter β-Arrestin2/β$_2$AR Interaktion. Ähnliche FRET-Messungen wie in Abbildung 35A mit Isoproterenol (Iso) beispielhaft dargestellt, wurden mit allen weiteren Substanzen durchgeführt. Die Zeitkonstanten τ (s) der agonisteninduzierten FRET-Signale nach einer ersten Stimulation mit verschiedenen Agonisten (A) bzw. folgender Agonistenpulse (B) wurden analysiert und tabellarisch bzw. grafisch (A und B) dargestellt. Die Daten repräsentieren den Mittelwert aus ≥ 5 Experimenten ± S.E.. Statistik (ANOVA mit Bonferroni-Korrektur): Adrenalin (p < 0,05; ·) und Noradrenalin (p < 0,01; ··) vs. Iso und Noradrenalin vs. Adrenalin (p < 0,05; ·) sind statistisch signifikant.

4.4.3 Agonisteninduzierte Internalisierung (Methode: Radioligandenbindung)

4.4.3.1 Quantitative Betrachtung der Internalisierung

In der Literatur wird sowohl eine β-Arrestin-abhängige, als auch -unabhängige Internalisierung G-Protein-gekoppelter Rezeptoren beschrieben [175-177]. Um zu überprüfen, ob die Internalisierung β$_2$-adrenerger Rezeptoren, wie zuvor bei der β-Arrestin-Rekrutierung beobachtet, ebenfalls ein agonistenabhängiges Signalmuster aufweist, wurde der YFP-markierte β$_2$AR stabil in HEK-293 Zellen exprimiert. Das Ausmaß der Rezeptorinternalisierung wurde über die Abnahme der Zelloberflächenrezeptoren innerhalb von 30 min nach Stimulation durch die Bindung des hydrophilen Radioliganden [^{3}H]CGP12177 bestimmt. **Abbildung 37A** zeigt die exponentielle Abnahme der

Rezeptorzahl an der Zelloberfläche über die Zeit nach Stimulation mit 10 µM Isoproterenol, Fenoterol oder Adrenalin, bzw. der Zugabe von 150 µM Terbutalin oder 300 µM Noradrenalin (jeweils 10 * K_D). Die Zahl der Oberflächenrezeptoren erreichte 20 min nach Stimulation mit jeder der fünf Substanzen einen stabilen (Minimal-)Wert bzw. die Internalisierung ihren Maximalwert. Für eine quantitative Analyse wurde daher die Internalisierung 20 min nach Stimulation mit dem jeweiligen Agonisten ausgewertet (**Abbildung 37B**). Isoproterenol wies eine Internalisierung von knapp über 50 % auf. Fenoterol und Adrenalin zeigten eine dem Isoproterenol entsprechende Internalisierung, während Noradrenalin im Vergleich zu Isoproterenol eine um etwa 38 %, Terbutalin gar eine um 62 % geringere Internalisierung aufwies.

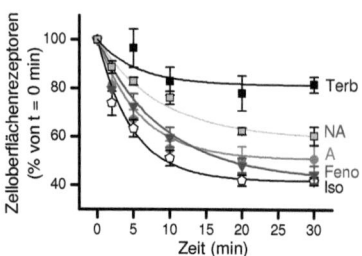 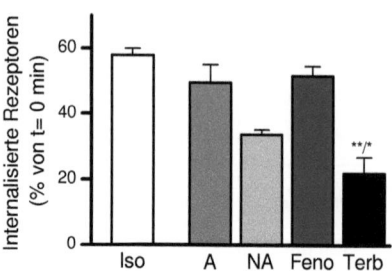

Abbildung 37: Agonistenabhängige Internalisierung des β_2AR. Stabil in HEK-293 Zellen exprimierte β_2AR-YFP wurden 0, 2, 5, 10, 20 bzw. 30 min lang mit jeweils einem der 5 zu testenden Agonisten stimuliert und die Menge verbleibender Rezeptoren an der Zelloberfläche über Bindung des Radioliganden [^{3}H]CGP12177 bestimmt. **(A)** Abnahme von Zelloberflächenrezeptoren über die Zeit nach Zugabe verschiedener Agonisten, normalisiert auf den initialen Wert bei t = 0 min. Jeder Datenpunkt stellt den Mittelwert aus n > 5 Experimenten (jeweils Dreifachbestimmung) dar. Die Linien repräsentieren exponentielle Kurvenanpassungen erster Ordnung **(B)** Das Ausmaß der Rezeptorinternalisierung wurde 20 min nach Agonistenexposition aus den Daten aus (A) bestimmt. Statistik: ANOVA mit Bonferroni-Korrektur: Terbutalin induziert im Vergleich zu allen anderen Substanzen signifikant geringere Rezeptorinternalisierung (Terb vs. Iso p < 0,01; ·· und Terb vs. alle anderen Substanzen p < 0,05; ·).

4.4.3.2 Kinetik der Internalisierung

Ein etwas anderes Muster ergab die kinetische Analyse der Internalisierung. Wie sich aus **Abbildung 38** entnehmen lässt, induzieren Isoproterenol und Adrenalin eine ähnlich schnelle Abnahme von Membranrezeptoren an der Zelloberfläche. Es folgt Terbutalin mit einer vergleichsweise leicht verlangsamten Internalisierungskinetik, während Noradrenalin eine gegenüber Terbutalin nochmals verlangsamte Kinetik zeigt. Fenoterol induzierte, trotz einer in quantitativer Hinsicht dem Isoproterenol ähnlichen Internalisierung (**Abbildung 37B**), die langsamste Rezeptorinternalisierung.

Ergebnisse

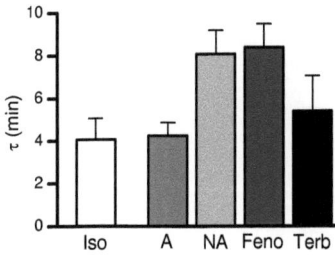

Abbildung 38: Aus den Daten aus Abbildung 37A bestimmte Zeitkonstante τ (min) der agonisteninduzierten $β_2AR$ Internalisierung.

Diese Daten indizieren, dass nicht nur das Ausmaß, sondern auch die Kinetik der Abnahme membranlokalisierter $β_2AR$ ligandenabhängig ist.

4.4.4 Agonisteninduzierte Internalisierung (Methode: Konfokalmessungen)

Um diese Daten mit einer zweiten Methode zu bestätigen, habe ich die Internalisierung stabil in HEK-293 Zellen exprimierter, C-terminal mit YFP markierter $β_2AR$ mit Hilfe der Konfokal-mikroskopie untersucht. Zur Stimulation der Rezeptoren wurden die gleichen Liganden-konzentrationen verwendet wie zuvor für die entsprechenden FRET-Experimente. Die quantitative Analyse der Internalisierung erfolgte erneut 20 min nach Stimulation. Die Konfokalbilder in **Abbildung 39** repräsentieren die Lokalisierung der fluoreszent markierten $β_2AR$ vor und 20 min nach Applikation der verschiedenen Agonisten.

Die Stimulation von $β_2AR$-YFP mit Isoproterenol, Adrenalin und Fenoterol führte zu massiver Rezeptorinternalisierung. Noradrenalin und Terbutalin hingegen bewirkten nur eine schwache Zunahme intrazellulärer Fluoreszenz; was gleichbedeutend mit einer geringen Abnahme der Rezeptorzahl an der Zelloberfläche ist. Auch wenn die quantitative Auswertung der Konfokalbilder verglichen zur quantitativen Analyse der Radioaktiv-Daten ($[^3H]CGP12177$) geringere Werte für die Internalisierung ergab (Daten nicht gezeigt), konnten wir dennoch mit beiden Methoden die gleiche Reihenfolge für die Fähigkeit der getesteten Liganden, Rezeptorinternalisierung zu induzieren, beobachten: Terbutalin < Noradrenalin << Fenoterol < Adrenalin ≈ Isoproterenol.

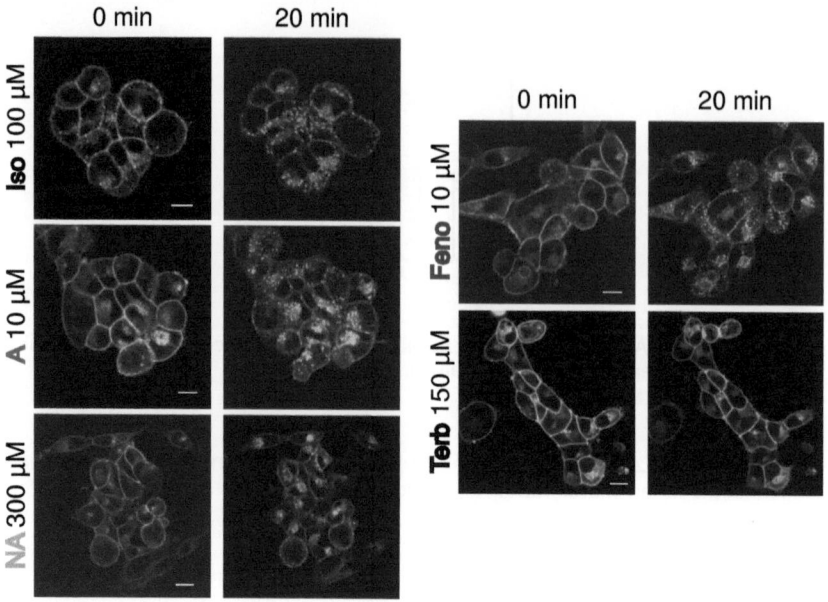

Abbildung 39: Analyse der β_2AR-Internalisierung mittels Konfokalmikroskopie. Die Bilder der linken Spalte repräsentieren jeweils stabil in HEK-293 Zellen exprimierte, YFP-markierte β_2AR vor, die rechten Abbildungen die gleichen Zellen 20 min nach Stimulation mit dem jeweiligen Agonisten (je 10 · K_D).

4.5- Abschnitt V -
„β-Arrestin1/2 bias" am P2Y$_2$R

4.5.1 β-Arrestin-Translokation

β-Arrestin1 und β-Arrestin2, weisen in Abwesenheit von Liganden unterschiedliche Lokalisierung auf [125] und sind in unterschiedlichem Ausmaß am Endozytoseprozess verschiedener GPCR beteiligt [173, 187]. Um die Rekrutierung von β-Arrestin1 bzw. -2 in Abhängigkeit der endogenen Agonisten des P2Y$_2$-Rezeptors mittels der Konfokalmikroskopie zu untersuchen, wurde zunächst der P2Y$_2$R mit β-Arrestin1-GFP oder β-Arrestin2-YFP transient in HEK-293 Zellen koexprimiert. Wie **Abbildung 40** zeigt, weist der P2Y$_2$-Rezeptor ein ligandenabhängiges β-Arrestin-Translokationsmuster auf.

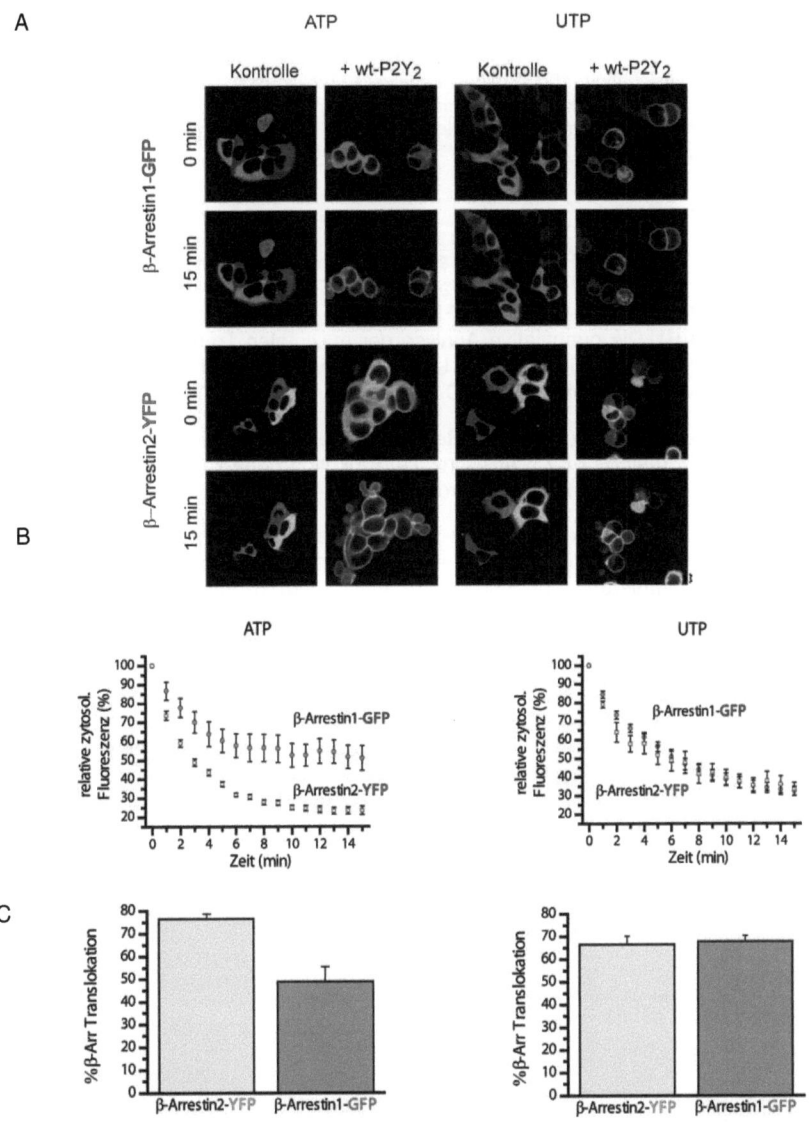

Abbildung 40: β-Arrestin-Translokation an membranständige P2Y$_2$R in Abhängigkeit der endogenen P2Y$_2$-Liganden. (A) HEK-293 Zellen wurden mit wt-P2Y$_2$ und jeweils β-Arrestin1-GFP oder β-Arrsetin2-YFP bzw. zur Kontrolle nur mit den beiden β-Arrestin-Konstrukten transfiziert. (B) Die Daten aus (A) wurden um das Photobleichen korrigiert („Material und Methoden") und die innerhalb von 15 min nach Stimulation mit 100 µM ATP (links) bzw. UTP (rechts) verbleibende zytosolische Fluoreszenz (% von t = 0 min) wurde als

Parameter der β-Arrestin1-GFP- (grün) bzw β-Arrestin2-YFP- (gelb) Translokation quantifiziert. Die Datenpunkte repräsentieren jeweils den Mittelwert aus ≥ 3 unabhängigen Experimenten und 10-12 Zellen. **(C)** Die zytosolische Fluoreszenz 15 min nach Stimulation wurde als % Translokation (100 % minus die jeweils verbleibende zytosolische Fluoreszenz) berechnet. Die gelben Balken repräsentieren die Translokation von β-Arrestin2-YFP, die grünen jene von β-Arrestin1-GFP 15 min nach UTP- (rechter Graph) oder ATP- (linker Graph) Zugabe.

Stimulation mit 100 µM ATP führte zu einer stärkeren Bewegung von β-Arrestin2-YFP gegenüber β-Arrestin1-GFP an membranständige Rezeptoren, während 100 µM UTP β-Arrestin1-GFP und β-Arrestin2-YFP gleich stark zu rekrutieren schien (**Abbildung 40A/B**). Die quantitative Analyse der maximalen Translokation (15 min nach Stimulation) zeigte jedoch eine stärkere UTP-vermittelte Translokation von β-Arrestin1 im Vergleich zu β-Arrestin2 (**Abbildung 40C**).

Im Gegensatz zum $P2Y_6$- und $P2Y_{11}$-Rezeptor [259], konnte die für den $P2Y_2$-Subtyp beschriebene β-Arrestin1- bzw β-Arrestin2-Translokation ohne zusätzliche Kotransfektion von GRK visualisiert und quantifiziert werden.

Um die beobachtete Liganden/β-Arrestin-Selektivität zu bestätigen, bedienten wir uns der FRET-Technik. Wie bereits unter Materialien und Methoden (Abbildung 17) beschrieben, lässt sich die Annäherung von fluoreszent markiertem β-Arrestin (Donor-Protein) an Membranrezeptoren (markiert mit einem entsprechenden Akzeptor-Fluorophor) über einen Anstieg des FRET-Signals detektieren [136]. Entsprechende FRET-Experimente mit C-terminal an YFP-fusionierten $P2Y_2$-Rezeptoren und Cer-(Cerulean; CFP-ähnliches Protein) markiertem β-Arrestin1 bzw. β-Arrestin2-CFP bestätigten die mittels der Konfokalmikroskopie beobachteten agonistenabhängigen Translokationsmuster in HEK-293 Zellen (**Abbildung 41**): Im Falle des β-Arrestin1 bewirkte ATP einen geringeren Anstieg des FRET-Signals verglichen mit der UTP-bedingten FRET-Änderung. Der gegenteilige Effekt ließ sich mit β-Arrestin2 beobachten. In diesem Fall führte ATP verglichen mit UTP zu einer größeren FRET-Änderung.

Ergebnisse

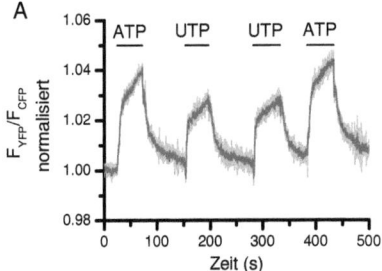 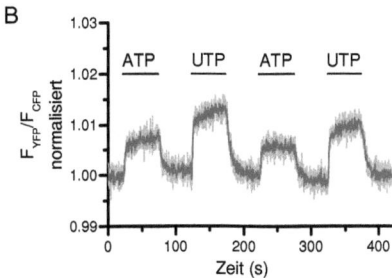

Abbildung 41: Agonistenabhängigkeit der P2Y$_2$R/β-Arrestin-Interaktion. HEK-293 Zellen, die transient den β$_2$AR-YFP und β-Arrestin2-CFP **(A)** bzw. β-Arrestin1-Cer **(B)** exprimieren, wurden mit 100 µM ATP oder UTP stimuliert. Die Interaktion zwischen den fluoreszent markierten Proteinen wurde mittels FRET detektiert. (A/B) Die Graphen zeigen jeweils die normalisierte FRET-Ratio (F_{YFP}/F_{CFP}) eines repräsentativen Experiments nach Mehrfachstimulation mit ATP und UTP (waagerechte Linie) in einer einzelnen HEK Zelle.

Während ATP also bevorzugt β-Arrestin2 transloziert und sich somit „β-Arrestin2 biased" verhält, führt die Stimulation mit UTP zu einer stärkeren Membrantranslokation von β-Arrestin1 („β-Arrestin1 biased ligand").

Diese Ergebnisse weisen auf eine ligandenvermittelte Regulation der β-Arrestin1/2-Translokation an P2Y$_2$-Rezeptoren hin.

4.5.2 Internalisierung

Eine mögliche Folge der β-Arrestin/Rezeptor-Interaktion stellt die Internalisierung der P2Y-Rezeptoren dar, ein Prozess, dessen Agonistenabhängigkeit bereits in früheren Publikationen gezeigt werden konnte [267, 270, 278]. Um zu überprüfen ob die Internalisierung des P2Y$_2$R ebenfalls einem ligandenabhängigen Muster folgt, habe ich mittels der Konfokalmikroskopie das Internalisierungsverhalten fluoreszent markierter P2Y$_2$-Rezeptoren untersucht. Eine 15-minütige Stimulation transient in HEK-293 Zellen exprimierter, YFP-markierter P2Y$_2$-Rezeptoren mit 100 µM ATP/UTP hatte kein unterschiedliches ligandenspezifisches Internalisierungsverhalten zur Folge (**Abbildung 42A**).

Ergebnisse

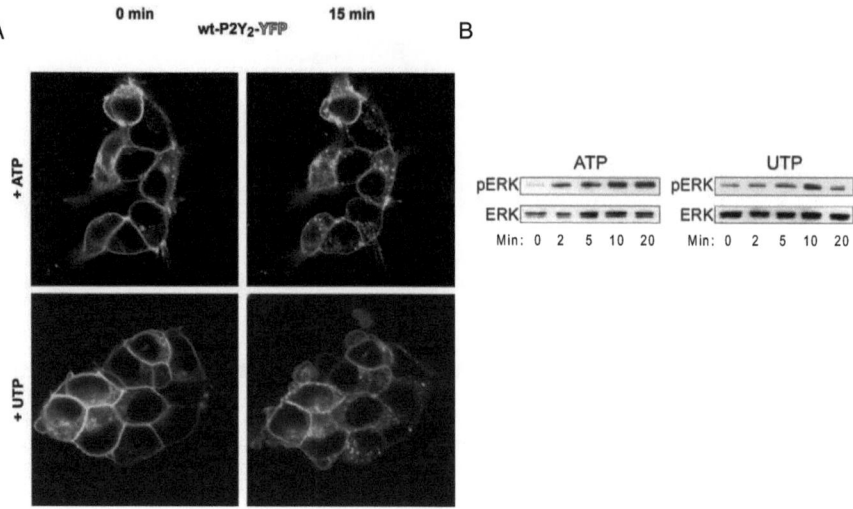

Abbildung 42: P2Y$_2$R-Internalisierung bzw. ERK-Aktivierung in Abhängigkeit der endogenen Liganden. (A) Zeigt stabil mit YFP-markierten wt-P2Y$_1$R transfizierte HEK-293 Zellen vor (linke Spalte) und 15 min nach (rechte Spalte) Zugabe von jeweils 100 µM ATP oder UTP. Die fluoreszenten Cluster im Zytosol 15 Minuten nach Stimulation repräsentieren internalisierte Rezeptoren. **(B)** Agonisteninduzierte ERK-Aktivierung. Stabil den wt-P2Y$_2$R-YFP exprimierende HEK-293 Zellen wurden 2-20 min lang mit UTP oder ATP (je 100 µM) stimuliert und im Anschluß die Phosphorylierung der MAP-Kinase ERK sowie die totale ERK-Konzentration mit spezifischen Antikörpern bestimmt. Vor Agonistenzugabe (t = 0 min) zeigte sich eine nur schwache ERK-Phosphorylierung. Nach Stimulation mit ATP (links) bzw. UTP (rechts) konnte eine zeit- und ligandenabhängige Phosphorylierung von ERK beobachtet werden. Die Blots stellen repräsentative Beispiele aus 6 Experimenten (pro Experiment wurden parallel immer ATP und UTP getestet) dar.

4.5.3 ERK-Aktivierung

Neben ihrer Funktion als negative Regulatoren G-Protein-vermittelter Signaleffekte können β-Arrestine auch als Signaltransduktoren dienen. Beispielsweise ist in der Literatur die β-Arrestin-induzierte, G-Protein-unabhängige Aktivierung und Regulation der ERK1/2-Signalkaskade beschrieben [64, 195]. In diesem Zusammenhang ist auch die unterschiedliche Regulation des ERK-Signalwegs durch β-Arrestin1 und β-Arrestin2 bei einigen GPCR bekannt [186]. Um die Hypothese zu testen, dass die beiden β-Arrestin-Subtypen auch eine funktionelle Spezifikation am P2Y$_2$R zeigen, wurde die agonisteninduzierte Phosphorylierung der MAP-Kinase ERK untersucht.

Eine Analyse der ERK-Phosphorylierung erfolgte mittels Phospho-ERK1/2 spezifischen Antikörpern vor und 2, 5, 10 und 20 min nach Stimulation mit UTP bzw. ATP (je 100 µM

Finalkonzentration). Da kein Radioligand für den $P2Y_2$-Rezeptor verfügbar ist um die Rezeptorexpression zu ermitteln, wurden stabil in HEK-293 Zellen exprimierte $P2Y_2$-YFP-Rezeptoren verwendet. Kontrollexperimente mit untransfizierten HEK-293 Zellen zeigten keine UTP/ATP-bedingte ERK1/2-Phosporylierung (nicht gezeigt). Wie in **Abbildung 42B** deutlich zu erkennen, induzierten UTP und ATP in stabil exprimierten HEK-293 Zellen zeitabhängig unterschiedliche ERK1/2-Aktivierungsmuster. Während UTP zu einer transienten Aktivierung mit einem Maximum nach 10 min führte, zeigte ATP eine anhaltende ERK1/2-Phosphorylierung über den betrachteten Zeitraum.

5 Diskussion

5.1 - Abschnitt I -
C-terminale Phosphorylierungsstellen regulieren die Internalisierung, β-Arrestin-Translokation und Desensibilisierung des P2Y$_1$R

Durch Liganden aktivierte GPCR besitzen die Fähigkeit definierte Interaktionen mit Effektorproteinen, wie dem multifunktionellen Adapterprotein β-Arrestin, einzugehen. In der Folge kommt es zur Aktivierung oder auch Inhibierung nachgeschalteter intrazellulärer Signalwege. Da die β-Arrestin-Translokation in der Regel phosphorylierungsabhängig verläuft, wurde im ersten Teil der Arbeit der Einfluß verschiedener Rezeptorphosphorylierungsstellen als molekulare Basis der β-Arrestin-Translokation sowie potentiell β-Arrestin-vermittelter Signaleffekte untersucht.

Eine Reihe biophysikalischer Studien weist auf Bewegungen insbesondere der TM3 und 6 im Aktivierungsprozess G-Protein-gekoppelter Rezeptoren hin [40, 279, 280]. Diese Studien betrachteten allerdings nur die Bewegung zweier Fluorophore relativ zueinander, so dass auch eine Bewegung des C-Terminus nicht ausgeschlossen werden konnte. Granier et al. zeigten 2007 die Bewegung des C-Terminus relativ zur dritten intrazellulären Schleife. Und auch die 2008 aufgelöste Struktur des partiell aktiven Rhodopsins ließ ebenfalls auf eine, wenn auch nur geringe, Bewegungen des C-terminalen Rezeptorbereiches während der Aktivierung des Rezeptors schließen [28]. Der also an der Aktivierung von GPCR beteiligte Rezeptor C-Terminus, spielt eine wichtige Rolle in der agonisteninduzierten Phosphorylierung sowie der Interaktion mit einer Vielzahl von Effektorproteinen [113, 281] und ist in der Konsequenz an der Regulation G-Protein-gekoppelter Rezeptoren beteiligt [282]. Auch Motive in der dritten Intrazellulärschleife (intracellular loop; IL3) dienen als Angriffspunkte spezifischer Kinasen und vermitteln wichtige Rezeptor/Effektorprotein-Interaktionen. Der Interessensschwerpunkt des **ersten Abschnittes** dieser Arbeit lag daher auf der Untersuchung potentieller Phosphorylierungsstellen im C-Terminus sowie des IL3 des P2Y$_1$R als strukturelle Basis für die Rekrutierung des zytosolischen Effektorproteins β-Arrestin [114] sowie der potentiell β-Arrestin-vermittelten Signalwege, der Rezeptorinternalisierung und -desensibilisierung.

Aufgrund der höheren Affinität des P2Y$_1$R für die Bindung von β-Arrestin2 gegenüber β-Arrestin1 (**Abbildung 23**), lag der Fokus meines Interesses in diesem Zusammenhang auf der Untersuchung des β-Arrestin2-Subtyps. Als Expressionssystem dienten HEK-293 Zellen. In der Literatur ist zwar die Expression endogener P2Y-Rezeptoren in HEK-293 Zellen beschrieben [223, 283]. Unsere Arbeitsgruppe konnte jedoch zeigen, dass diese nicht zu einer detektierbaren Translokation von β-Arrestin-YFP an die Zelloberfläche führen [259].

Es ist bekannt, dass der P2Y$_1$R agonistenabhängig desensibilisiert und internalisiert [259, 265, 278, 284]. Die für die beiden Signalprozesse relevanten Rezeptordomänen sind in

Diskussion

der Literatur bis dato allerdings noch nicht detailliert charakterisiert. Auch die molekulare Basis agonisteninduzierter Translokation von β-Arrestin2 an membranständige P2Y$_1$R ist nicht entschlüsselt.

Für viele GPCR ist eine phosphorylierungsabhängige Bindung des zytosolischen Proteins an GPCR beschrieben [113]. Es besteht allerdings auch die Möglichkeit, dass der P2Y$_1$-Rezeptor GRK-unabhängig β-Arrestin rekrutiert [113, 285]. Auch eine phosphorylierungs- und/oder β-Arrestin-unabhängige Internalisierung von GPCR ist in der Literatur beschrieben [286-288]. Die Beobachtung, dass die P2Y-Subtypen P2Y$_6$ und P2Y$_{11}$ nur nach zusätzlicher Kotransfektion von GRK2 internalisieren und β-Arrestin rekrutieren [259], weist jedoch auf die Rolle von Phosphorylierung im Prozess der β-Arrestin-Translokation sowie der Internalisierung zumindest einiger P2Y-Rezeptorsubtypen hin. Ein weiterer Hinweis auf den Einfluss einer P2Y$_1$R-Phosphorylierung auf die betrachteten P2Y$_1$R-Signalprozesse, stellt die agonistenabhängige Inkorporation radioaktiven Phosphats dar [111].

In der vorliegenden Arbeit wurde zunächst die Fähigkeit dreier P2Y$_1$R-Clustermutanten untersucht, ADP-abhängig zu internalisieren und β-Arrestin2 zu rekrutieren. In jeder der Mutanten wurden jeweils 3-5 potentielle Phosphorylierungsstellen im C-Terminus bzw. der dritten Intrazellulärschleife zu Alanin mutiert (**Abbildung 18**). Die quantitative Auswertung der EIA-Experimente, wie auch der konfokalmikroskopischen Daten zeigte deutlich, dass eine Substitution von Serin- bzw. Threonin-Resten in der dritten intrazellulären Schleife (P2Y$_1$ Gruppe-3) und dem proximalen C-Terminus (P2Y$_1$ Gruppe-1) keinen negativen Effekt auf die agonisteninduzierte Rezeptorinternalisierung besitzt. So wiesen sowohl die P2Y$_1$ Gruppe-1- wie auch die Gruppe-3-Mutante eine dem Wildtyp-P2Y$_1$-Rezeptor vergleichbare Internalisierung auf. Die Substitution potentieller Phosphorylierungsstellen im distalen Teil des Rezeptor C-Terminus (P2Y$_1$ Gruppe-2) hingegen blockierte die Internalisierung der P2Y$_1$-Rezeptoren vollständig (**Abbildung 19**). Wie bereits frühere Studien C-terminal verkürzter P2Y$_1$-Rezeptoren gezeigt haben [289], beeinflussen die Mutationen potentieller Ser- und Thr-Reste, in den von mir verwendeten Clustermutanten, die G-Protein-vermittelten Signaleffekte (in diesem Fall den agonisteninduzierten Anstieg intrazellulärer Ca^{2+}-Spiegel) nicht (**Abbildung 27**). Durch individuelle Mutationen potentieller Phosphorylierungsstellen im distalen Rezeptor C-Terminus (Gruppe-2), konnten desweiteren Ser 352 und Thr 358 als Schlüsselstellen der P2Y$_1$-Rezeptorinternalisierung identifizieren werden: Das Fehlen einer der beiden potentiellen Phosphorylierungsstellen verminderte jeweils die Internalisierung und die Mutation von Ser 352 und Thr 358 (P2Y$_1$ ST/AA) inhibierte die agonistenvermittelte Rezeptorendozytose praktisch vollständig (**Abbildung 21**). Da auch die agonistenstimulierte Phosphorylierung der P2Y$_1$ Gruppe-2 sowie der Doppelmutante P2Y$_1$ ST/AA im Vergleich zum wt-Rezeptor signifikant vermindert war (**Abbildung 26**), konnte der Schluss gezogen werden, dass die beiden distalen Phosphorylierungsstellen (Ser 352 und Thr 358) für den Prozess der P2Y$_1$R-Internalisierung verantwortlich sind. Durch Konfokalmessungen einer koexprimierten dominant negativen Dynamin-Variante wies unsere Arbeitsgruppe zudem auf die Dynaminabhängigkeit der Internalisierung des P2Y$_1$-Rezeptors sowie anderer P2Y-Subtypen hin [259].

Wie bereits angedeutet, ist β-Arrestin als Adapterprotein im Endozytoseprozess vieler GPCR involviert [290] und transloziert in der Regel phosphorylierungsabhängig an aktivierte Membranrezeptoren [114, 291]. Um die Hypothese zu testen, dass β-Arrestin2 in der Internalisierung membranständiger P2Y$_1$R involviert ist und die Translokation des

Diskussion

zytosolischen Adapterproteins in der Konsequenz die gleiche strukturelle Basis wie die Internalisierung besitzt, wurde die agonisteninduzierte Rekrutierung von β-Arrestin2 an die unterschiedlichen $P2Y_1$-Mutantenkonstrukte mit Hilfe der Konfokalmikroskopie analysiert. Es wurde eine deutliche Translokation von β-Arrestin2 an diejenigen $P2Y_1$-Mutantenkonstrukte detektiert, denen potentielle Phosphorylierungsstellen in der dritten Intrazellulärschleife (Gruppe-3) oder dem proximalen C-Terminus (Gruppe-1) fehlen. Die Mutation distaler Phosphorylierungsstellen ($P2Y_1$ Gruppe-2; $P2Y_1$ ST/AA) hingegen inhibierte die agonisten-induzierte Translokation von β-Arrestin2 aus dem Zytosol an die Zelloberfläche vollständig (**Abbildung 24**). Die vorliegenden Daten zeigen also, dass die zwei distal lokalisierten Phosphorylierungsstellen, Ser 352 und Thr 358, an der Internalisierung und Rekrutierung von β-Arrestin2 an membranständige $P2Y_1R$ beteiligt sind. Die Beobachtungen dürften zugleich auch einen Hinweis auf die β-Arrestin-Abhängigkeit der $P2Y_1R$-Internalisierung geben.

Die Notwendigkeit der Phosphorylierung mehrerer Ser-/Thr-Reste für eine effektive Internalisierung und β-Arrestin-Membrantranslokation konnte ich auch durch entsprechende Untersuchungen am $β_2AR$ bestätigen (siehe unten). Ähnliche Beobachtungen multipler Phosphorylierung als Voraussetzung für eine effiziente Internalisierung sind auch für den Lichtrezeptor Rhodopsin beschrieben [292]. Entsprechend postulierten Gurevich et al. [126] und andere Autoren [93, 293] das Vorliegen von mindestens zwei Phosphorylierungsstellen (bzw. negativ geladener Bereiche) in räumlicher Nähe zueinander als Voraussetzung die Arrestin-Aktivierung und – Rezeptorbindung. Jedoch scheint es sich, bei den von uns für den Prozess der Rezeptorinternalisierung und β-Arrestin-Rekrutierung als Schlüsselstellen identifizierten Aminosäuren nicht um allgemein für die GPCR-Internalisierung und β-Arrestin-Translokation entscheidende Bereiche zu handeln. Denn schaut man sich entsprechende Daten für die Regulation der Signalprozesse anderer in der Literatur beschriebener GPCR an, so findet man neben dem C-Terminus auch die IL2 und IL3 als Schlüsseldomänen für den Prozess der Internalisierung und β-Arrestin2-Translokation [294]. Beispielsweise sollen die intrazelluläre Schleife 2 und der C-Terminus des GPR54R maßgeblich an der Regulation der Internalisierung und Rekrutierung von β-Arrestin beteiligt sein. Anders beim TRH-Rezeptor: In diesem Falle ist die Phosphorylierung im distalen C-Terminus als essentieller Mechanismus für die β-Arrestin-vermittelte Internalisierung beschrieben. Entsprechende Bereiche scheinen jedoch keinen Einfluss auf die Interaktion zwischen Rezeptor und β-Arrestin2 zu besitzen [295]. Die Schlüsselstellen für die Rekrutierung von β-Arrestin an TRHR sollen C-terminal zu den für die Internalisierung wichtigen Bereichen lokalisiert zu sein. Unsere Daten zeigen hingegen, dass die Eliminierung von Ser- und Thr-Resten im distalen C-Terminus des $P2Y_1R$ die Translokation von β-Arrestin2 vollständig inhibiert, während eine Verkürzung des Rezeptors C-terminal zu diesen Schlüsselbereichen ($P2Y_1$ Δ363) keinen Einfluss auf die Internalisierung besitzt (**Abbildung 21**). Wie in Abschnitt II ausführlich diskutiert zeigten Untersuchungen einer distal zu Aminosäure 381 verkürzten $β_2AR$-Mutante hingegen keine Inhibition der β-Arrestin2-Translokation. Die Verkürzung des C-Terminus führte jedoch zum Verlust der agonisteninduzierten Rezeptorinternalisierung. Die Elimination aller Serine und Threonine distal zu Position 381 wiederum beeinflußte weder die β-Arrestin-Translokation noch die $β_2AR$-Internalisierung, während die Mutation der vier Serin- und Threoninreste zwischen Position 355 und 364 zu Alanin die β-Arrestin-Translokation inhibierte. Eine solche rezeptorspezifische molekulare Regulation β-Arrestin-assoziierter Signaleffekte ließe sich durch die Existenz unterschiedlicher negativ geladener Rezeptorbereiche erklären. Wie bereits angedeutet, ist eine multiple Phosphorylierung eines Rezeptors Grundlage für eine

Diskussion

effiziente β-Arrestin/Rezeptor-Interaktion. Die negativ geladenen Cluster (Phosphorylierungsstellen) müssen sich zwar in räumlicher Nähe zueinander befinden. Der sequentielle Kontext, in dem sich die phosphorylierten Bereiche befinden, scheint jedoch nur eine untergeordnete Rolle zu spielen [128]. Die für die β-Arrestin-Translokation relevanten Phosphorylierungsstellen verschiedener GPCR können also in unterschiedlichen zytoplasmatischen Elementen des jeweiligen Rezeptors lokalisiert sein [113].

Diese Befunde zeigen, dass die Regulation der Internalisierung und β-Arrestin-Translokation innerhalb der GPCR-Familie nicht universell ist, sondern vielmehr von Rezeptor zu Rezeptor variieren kann. Die Vielfalt der zu Grunde liegenden Mechanismen macht die Komplexität der Internalisierung und β-Arrestin-Translokation von GPCR deutlich.

In Übereinstimmung mit der über die Konfokalmikroskopie detektierten β-Arrestin-2-Translokation an membranständige wt-$P2Y_1R$, konnte auch eine deutliche Rezeptor/β-Arrestin2-Interaktion mittels FRET gezeigt werden (**Abbildung 25**). Ein zunächst zu den Ergebnissen der Konfokaltechnik kontrovers erscheinendes Resultat in diesem Zusammenhang stellt die über die FRET-Mikroskopie detektierte Interaktion zwischen β-Arrestin2 und der $P2Y_1R$ Gr-2 dar (**Abbildung 43**). Kinetische Auswertungen deuten zudem auf eine vergleichbar schnelle Interaktion des $P2Y_1$ Gr-2-Mutantenkonstruktes und des wt-$P2Y_1R$ mit β-Arrestin2 hin (erster ADP-Stimulus: Gr-2: 3,38 ± 0,89 (s); wt: 3,44 ± 0,88 (s)). Die vielleicht einfachste Erklärung für die unterschiedlichen Ergebnisse der $P2Y_1$ Gr-2 mit der FRET- bzw. Konfolkalmikroskopie wäre eine höhere Sensitivität der FRET-Technik zur Detektion von Rezeptor/β-Arrestin-Interaktionen. Da zur quantitativen Auswertung der β-Arrestin-Membrantranslokation der Anstieg der Membran- oder der Verlust zytosolischer Fluoreszenz nur in x-y-Ebene detektiert wird, unterschätzt die Konfokalmikroskopie möglicherweise das tatsächliche Ausmaß der Translokation innerhalb einer Zelle. Jedoch konnte ich in der vorliegenden Arbeit für den $β_2AR$ eine recht gute Korrelation der über FRET- bzw. die Konfokalmikroskopie detektierten β-Arrestin-Rekrutierung zeigen, sowohl für volle als auch partielle Agonisten (**Abbildung 35**). Diese Daten weisen eher auf eine vergleichbare Sensitivität der beiden Methoden hin. Da FRET nur zwischen einem Donor- und einem Akzeptor-Fluorophor beobachtet werden kann, sind auch unspezifische Interaktionen mit anderen endogen exprimierten Proteinen unwahrscheinlich. Möglicherweise detektiert man über die beiden verwendeten Methoden jedoch unterschiedliche Signaleffekte. Die rasche Rezeptor/β-Arrestin-Assoziation und -Dissoziation (**Abbildung 25, 43**) weist auf eine eher transiente β-Arrestin/Rezeptor-Interaktion (detektiert durch FRET) hin, während die Konfokaldaten verstärkt auf eine stabilere Interaktion schließen lassen (**Abbildung 23**).

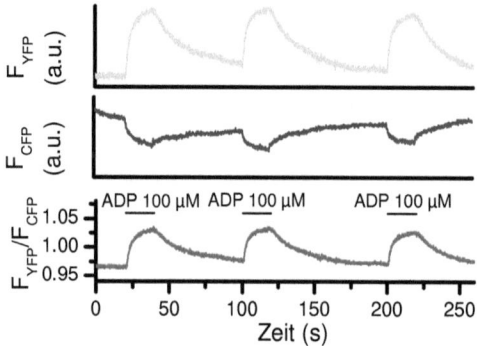

Abbildung 43: β-Arrestin2/P2Y$_1$-Rezeptorinteraktion. Verlauf des ADP-induzierten (100 µM final) FRET-Signals (FRET ratio = F_{YFP}/F_{CFP}) zwischen der CFP-markierten P2Y$_1$ Gr-2-Mutante und β-Arrestin2-YFP. Die waagerechten Striche repräsentieren die Stimulationsdauer in Sekunden (s). Die Abbildung ist repräsentativ für n ≤ 6 Experimente.

Geht man davon aus, dass die FRET- und Konfokaltechnik jeweils andere Parameter detektieren und anderen Einflussfaktoren unterliegen, so könnten für eine transiente Rezeptor/β-Arrestin-Interaktion andere Phosphorylierungsstellen verantwortlich sein als für eine dauerhafte Translokation von β-Arrestin an membranständige P2Y$_1$R (detektiert durch konfokalmikroskopische Messungen). Möglicherweise handelt es sich bei einer transienten Interaktion von β-Arrestin und dem P2Y$_1$R auch um einen phosphorylierungsunabhängigen Prozess. Hinweise darauf, dass unterschiedliche Phosphorylierungsmuster die Ursache unterschiedlicher nachgeschalteter Signalmuster darstellen könnten, wurden beispielsweise von Tobin et al. [112] zusammengefasst [91, 296]. 2010 konnten Busillo et al. [297], eine derartige „bar code Hypothese" für den CXCR4 bestätigen.

Die in HEK-293 Zellen, unter den gleichen Bedingungen wie die Gr-2, mit β-Arrestin2 koexprimierte P2Y$_1$ Gr-3-Mutante, wies ein kleineres FRET-Signal im Vergleich zur Gr-2 und dem wt-P2Y$_1$R auf (**Abbildung 44**).

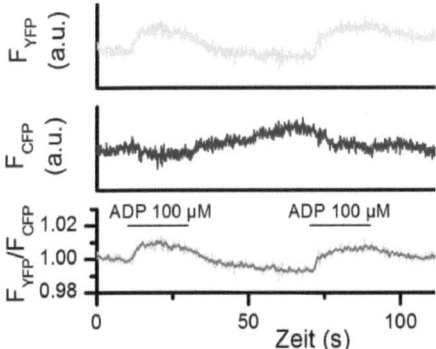

Abbildung 44: β-Arrestin2/P2Y$_1$-Rezeptorinteraktion. Verlauf des ADP-induzierten (100 μM final) FRET-Signals (FRET ratio = F_{YFP}/F_{CFP}) zwischen der P2Y$_1$ Gr-3-CFP und β-Arrestin2-YFP. Die waagerechten Striche repräsentieren die Stimulationsdauer in Sekunden (s). Die Abbildung ist repräsentativ für n ≤ 6 Experimente.

Dies könnte auf den Einfluss der dritten Intrazellulärschleife des P2Y$_1$R auf dessen Fähigkeit mit β-Arrestin2 zu interagieren hindeuten. Wie bereits angedeutet, ist FRET zudem nicht nur von der Distanz der Fluorophore abhängig, sondern wird auch durch deren Orientierung zueinander beeinflusst (siehe „Material und Methoden" 2.3.2.2.1). Entsprechend kann eine zur Detektion von FRET leicht günstigere Orientierung des Donors zum Akzeptor in der P2Y$_1$ Gr-2-Mutante bzw. dem wt-Rezeptor ebenfalls nicht ausgeschlossen werden. Dennoch muss die Möglichkeit weiterer Interaktionsstellen am P2Y$_1$R für die Bindung von β-Arrestin in Betracht gezogen werden. So beschrieben beispielsweise Gurevich et al. [133] die Bindung des Arrestin-Moleküls als einen mehrstufigen Prozess („sequential multisite binding model"), wobei nicht notwendigerweise alle potentiellen Interaktionsstellen beider Interaktionspartner an der hochaffinen β-Arrestin-Bindung beteiligt sein müssen. Entsprechende Untersuchungen am delta-Opioid Rezeptor zeigten ebenfalls, dass die Bindung von Arrestin über Interaktionen mit mehreren unterschiedlichen Rezeptorbereichen erfolgt [298].

Um die für die beschriebenen Signalprozesse verantwortlichen Kinasen zu identifizieren, wurde der Einfluss unterschiedlicher Kinase-Inhibitoren, bzw. des PKC-Aktivators PMA, auf die agonisteninduzierte Internalisierung des wt-P2Y$_1$R untersucht (**Abbildung 22**). Auch wenn der PKC- sowie CaM-Kinase2 eine wichtige Funktion im Internalisierungsprozess von P2Y$_1$-Rezeptoren zugesprochen wird [111, 265], so deuten die Resultate dieser Arbeit eher darauf hin, dass die beiden Kinasen nicht in der Internalisierung von P2Y$_1$-Rezeptoren involviert sind [299]. Unsere zu früheren Studien kontroversen Ergebnisse lassen sich durch die Verwendung unterschiedlicher Zelllinien erklären. Ein entsprechendes Phänomen wurde bereits durch Clark und Rich [300] beschrieben. Und auch Violin et al. [142] weisen bereits auf die unterschiedliche Regulation der β-Arrestin-Translokation β$_2$-adrenerger Rezeptoren in Abhängigkeit vom jeweiligen Zelltyp hin. In diesem Zusammenhang sollte auch die Möglichkeit der in einigen Zelltypen beobachteten nicht PMA-abhängigen PKC Aktivität berücksichtigt werden [301].

Eine solche alternative Regulation von $P2Y_1$-Signalprozessen in anderen Zelltypen als den von uns verwendeten HEK-293 Zellen, kann durch die vorliegenden Experimente nicht ausgeschlossen werden und bleibt zu untersuchen. Der Einfluss der GRK bleibt ebenfalls fraglich. Die Reduktion der Expressionslevel der GRK2 und GRK6 durch siRNAs scheint zumindest nur einen geringen Effekt auf die $P2Y_1$-Internalisierung zu besitzen [111, 284]. Zudem konnten wir, wie bereits oben beschrieben, bei einigen P2Y-Subtypen erst nach zusätzlicher Transfektion der GRK2 eine Rekrutierung von β-Arrestin, sowie eine Internalisierung der jeweiligen Subtypen beobachten [259]. Der $P2Y_1R$ hingegen wies auch ohne GRK-Kotransfektion eine deutliche Internalisierung und β-Arrestin-Translokation auf. Möglicherweise spiegeln diese Beobachtungen die eher untergeordnete Rolle der GRK im Endozytoseprozess des $P2Y_1R$ wieder. Allerdings könnten auch endogene Expressionslevel verschiedener GRK-Isoformen ausreichen, um die Signaleffekte des $P2Y_1R$ zu beeinflussen. Auch der Einfluss anderer Kinasen bzw. alternativer [302, 303], möglicherweise auch phosphorylierungsunabhängiger [304], Regulationsmechanismen muß in Betracht gezogen werden.

Um nun auch die für die Desensibilisierung des $P2Y_1R$ verantwortliche(-n) Phosphorylierungsstelle(-n) zu identifizieren, wurde nicht nur die Änderung intrazellulärer Ca^{2+}-Spiegel nach Stimulation der Gruppe-2-Clustermutante untersucht, sondern auch der Einfluss potentieller Phosphorylierungsstellen in der dritten Intrazellulärschleife (Gruppe-1) auf das Ca^{2+}-Signal analysiert. In Übereinstimmung mit den Beobachtungen von Fam *et al.* [109], zeigte der wt-$P2Y_1R$ nach Vorstimulation mit dem PKC-Aktivator PMA eine deutliche Inhibition des agonisteninduzierten Ca^{2+}-Signals, d.h., eine deutliche Desensibilisierung. Die Gruppe-1-Mutante, in welcher das vermutlich für die Rezeptordesensibilisierung verantwortliche Threonin 339 [109] zu Alanin mutiert wurde, wies entsprechend keinen Verlust des ADP-induzierten Ca^{2+}-Signals nach PMA-Vorikubation auf. Die $P2Y_1$ Gruppe-2 hingegen zeigte eine dem wt-$P2Y_1R$ vergleichbare Inhibition des Ca^{2+}-Signals. Aus diesen Daten lässt sich ableiten, dass die Desensibilisierung des $P2Y_1R$ PKC-abhängig verlaufen kann, wobei ein oder mehrere potentielle Phosphorylierungsstellen in der dritten Intrazellulärschleife (Gr-1), wahrscheinlich aber das von Fam *et al.* publizierte Thr 339, den Desensibilisierungsprozess regulieren.

Somit konnte in der vorliegenden Arbeit gezeigt werden, dass die Desensibilisierung und Internalisierung des $P2Y_1R$ durch unterschiedliche C-terminale Phosphorylierungsstellen, und eventuell auch unterschiedlichen Kinasen kontrolliert werden. Für den Prozess der β-Arrestin-Translokation hingegen scheinen die gleichen Rezeptorbereiche, die auch für die Internalisierung des $P2Y_1$ als Schlüsselstellen identifizierte werden konnten, relevant zu sein.

In Übereinstimmung mit unseren Daten, ist auch die Relevanz C-terminaler Bereiche anderer GPCR, wie dem $P2Y_2$- [270, 301], dem Somatostatin sst2A- [94], oder auch dem $α_{1B}$-Rezeptor [305], für die agonisteninduzierte Desensibilisierung und Internalisierung beschrieben.

Die unterschiedliche molekulare Regulation der $P2Y_1R$-Desensibilisierung und β-Arrestin-Rekrutierung lässt die Frage offen, ob die Desensibilisierung des $P2Y_1R$ β-Arrestin-unabhängig verläuft. Frühere Untersuchungen am $β_2AR$ weisen darauf hin, dass β-Arrestin keine Rolle bei der Rezeptordesensibilisierung spielt. Stellt man dennoch die Hypothese einer zumindest partiell β-Arrestin-vermittelten $β_2AR$ Desensibilisierung in den Raum,

Diskussion

muss allerdings berücksichtigt werden, dass in der vorliegenden Arbeit nur der β-Arrestin2-Subtyp untersucht wurde. Möglicherweise besitzt jedoch auch β-Arrestin1 einen Einfluss auf die Rezeptordesensibilisierung. Eine solche subtypspezifische Regulation von Signalwegen ist beispielsweise für die β-Arrestin-vermittelte ERK-Aktivierung des $AT_{1A}R$ beschrieben: Während β-Arrestin2 als Aktivator der ERK-Aktivität fungiert, agiert β-Arrestin1 als Inhibitor [186, 187]. Darüber hinaus ist auch der Einfluss von β-Arrestin1 im Prozess der phosphorylierungsabhängigen Internalisierung des δ-Opioid-Rezeptor (DOR) beschrieben, während das Vorliegen von endogenem β-Arrestin2 für eine phosphorylierungsunabhängige DOR-Internalisierung essentiell zu sein scheint [306]. Weitere selektiv β-Arrestin1- bzw. β-Arrestin2-vermittelte Signaleffekte sind sowohl für „Klasse A" als auch „Klasse B Rezeptoren" bekannt. **Abbildung 45** zeigt ein mögliches Modell der $P2Y_1R$-Regulation.

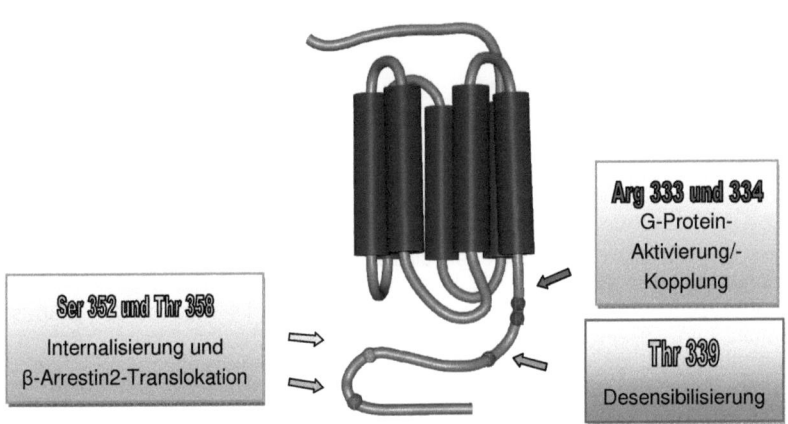

Abbildung 45: Modell möglicher $P2Y_1$-Regulation: Die Bindung von ADP aktiviert den Rezeptor. Die nachfolgende Interaktion des Rezeptors mit dessen G-Protein erfolgt über Interaktionen mit den Ariginin-Resten 333 und 334 [307]. Die Phosphorylierung potentieller Phosphorylierungsstellen im proximalen C-Terminus (Abbildung 20), wahrscheinlich in Position Thr 339 [109], dürfte die G-Protein/Rezeptor-Interaktion schwächen. In HEK-293 Zellen scheint es sich dabei um eine PMA-abhängige PKC-Phosphorylierung zu handeln. Dafür spricht die Beobachtung, dass die Aktivierung der PKC durch PMA-Vorstimulation zur agonisteninduzierten Desensibilisierung des $P2Y_1R$-vermittelten Ca^{2+}-Signals führt (Abbildung 27). Zudem scheint die Phosphorylierung von Ser 352 und Thr 358 im distalen Rezeptor C-Terminus die Translokation von β-Arrestin2 an den $P2Y_1R$ zu vermitteln (Abbildung 24). β-Arrestin2 kann in der Folge die Interaktion zwischen dem Rezeptor und dessen G-Protein sterisch behindern, und somit klassische G-Protein-assoziierte Signalwege terminieren. In der Funktion eines Adapterproteins ist β-Arrestin2 zudem in der Lage, den Rezeptor mit Komponenten der Endozytosemaschinerie zu verknüpfen, was zur Internalisierung des Rezeptors führt (Abbildung 21). Sowohl die Rekrutierung von β-Arrestin2 als auch die $P2Y_1R$-Internalisierung scheinen in HEK-293 Zellen PKC- wie auch CaMK-unabhängig zu verlaufen (Abbildung 22).

Die Untersuchung der der β-Arrestin-Translokation und P2Y$_1$R-Internalisierung zugrunde liegenden molekularen Prozesse dürfte nicht nur einen wichtigen Beitrag zur Erforschung ligandeninduzierter Signaltransduktion leisten, sondern auch eine klinische Relevanz besitzen. So beschreiben Baurand et al. [308] den Prozess der P2Y$_1$-Rezeptorinternalisierung als relevanten Mechanismus für die fehlende Sensitivität von Thrombozyten, auf einen zweiten ADP-Stimulus zu antworten. Das Verständnis der molekularen Mechanismen, die diesen Prozess beeinflussen, ist in diesem Zusammenhang essentiell, um das System der Thrombozytenaggregation besser zu verstehen und das therapeutische Potential von Nukleotiden und P2Y$_1$-Rezeptoren in der Therapie der Thrombose ausschöpfen zu können. Unter diesem Gesichtspunkt sollten die in HEK-293 Zellen durchgeführten Experimente in Thrombozyten überprüft werden. Arbeiten von Sickmann et al. [309] zeigten, dass der P2Y$_1$R in Thrombozyten an Position Ser 352 und Ser 354 phosphoryliert wird. Ob die beiden Phosphorylierungsstellen einen Einfluss auf die P2Y$_1$R-Internalisierung in Thrombozyten besitzen, wurde jedoch noch nicht analysiert.

5.2- Abschnitt II -
C-terminale Phosphorylierungsstellen des β$_2$AR als Schlüsselstellen der β$_2$AR/β-Arrestin2-Interaktion

Auch wenn die molekulare Basis der Desensibilisierung und Internalisierung für den β$_2$AR besser charakterisiert ist als für den P2Y$_1$R, so fehlen dennoch detaillierte Kenntnisse über die zugrunde liegenden regulatorischen Mechanismen. Die im Prozess der β-Arrestin-Translokation an β$_2$AR involvierten GRK [290] scheinen keine definierten Konsensussequenzen zu erkennen: So sind sowohl die Sequenzen zwischen den Aminosäuren 384 und 411 [272] als auch zwischen den Positionen 355 und 364 [91, 273-276] als potentielle Bereiche der GRK2-Phosphorylierung identifiziert worden. Darüber hinaus weisen die zytoplasmatischen Bereiche G-Protein-gekoppelter Rezeptoren, die durch GRK phosphoryliert werden und an der Bindung von β-Arrestin beteiligt sind, starke strukturelle Variabilität auf [113] und sind in den derzeit bekannten Kristallstrukturen nur unzureichend aufgelöst. Aufgrund dessen stellt die Analyse der für die β-Arrestin-Rekrutierung verantwortlichen Schlüsselstellen des β$_2$AR eine Herausforderung dar.

Im zweiten Abschnitt der vorliegenden Arbeit habe ich mich darauf konzentriert, die Rolle des β$_2$AR C-Terminus für die Interaktion mit β-Arrestin genauer zu analysieren.

Wie wir bereits für den P2Y$_1$R zeigen konnten [259], weist auch der β$_2$AR eine höhere Affinität für den β-Arrestin2-Subtyp auf [178], so dass wiederum ausschließlich die Translokation von β-Arrestin2 analysiert wurde. Resultate agonisteninduzierter β-Arrestin2/Rezeptor-Interaktion weisen darauf hin, dass die Mutation aller potentiellen Ser-/Thr-Reste im C-terminalen Bereich des β$_2$AR [104] zum Verlust der Bindung des β-Arrestin2-Moleküls an den aktivierten Rezeptor führt. Die in dieser Arbeit durchgeführten Experimente lassen erkennen, dass für die Rekrutierung von β-Arrestin2 an den β$_2$AR jedoch nicht alle C-terminalen Phosphorylierungsstellen notwendig sind. Bereits einige Jahre zuvor wurde postuliert, dass ein Cluster von vier Aminosäuren zwischen Ser-355 und Ser-364 essentiell für die Interaktion von β-Arrestin und dem β$_2$AR ist [91, 273, 274, 276]. In Übereinstimmung mit diesen Beobachtungen konnte ich nur eine marginale Interaktion zwischen der PD-N Mutante [260] und β-Arrestin2 detektieren (**Abbildung 29**).

Entsprechend zeigte die Analyse konfokalmikroskopischer Messungen der β-Arrestin-Translokation an β$_2$AR PD-N keine detektierbare Änderung der intrazellulären Fluoreszenz [260]. Die Mutation der proximalen Gruppe von Ser- und Thr-Resten zwischen Position 355 und 364 (zu Alanin und Glycin) im β$_2$AR C-Terminus (PD-N) führte zudem zum Verlust der agonistenvermittelten Internalisierung [260]. Interessanter Weise konnte zwischen der ΔC2-PD-Mutante, die, zusätzlich zu den Mutationen proximaler Ser- und Thr-Reste, einen distal zu Aminosäure 381 verkürzten C-Terminus besitzt, und β-Arrestin eine schwache Interaktion detektiert werden (**Abbildung 30**). Diese Beobachtung könnte auf zwei verschiedene Weisen interpretiert werden. Möglicherweise vermindert die Verkürzung des Rezeptor C-Terminus die Distanz zwischen den beiden Fluorophoren oder verbessert deren Orientierung im Vergleich zur Situation der PD und PD-N Mutanten. Alternativ könnte die Hypothese einer erleichterten Bindung des β-Arrestin-Moleküls an den C-terminal verkürzten Rezeptor gegenüber den ungekürzten Rezeptorkonstrukten (PD und PD-N) zur Erklärung herangezogen werden. Ein solcher Mechanismus ist beispielsweise auch beim Dopamin D1-Rezeptor beobachtet worden [310]: Der Verlust aller GRK-Phosphorylierungsstellen resultierte in einem Mutantenkonstrukt des D1-Rezeptors, welches zur β-Arrestin-Bindung befähigt ist und agonistenabhängig desensibilisiert. Die Internalisierung des verkürzten D1-Rezeptors war hingegen stark vermindert. Der Vergleich von FRET-Messungen zwischen β-Arrestin2 und dem ΔC2 Rezeptor bzw. der ΔC2-PD Mutante weisen jedoch auf die Notwendigkeit der Phosphorylierung im proximalen Bereich des β$_2$AR C-Terminus für eine Translokation von β-Arrestin an den β$_2$AR hin: Die ΔC2 Mutante zeigte eine deutliche Rekrutierung von β-Arrestin2 an β$_2$AR, während der Verlust potentieller GRK-Phosphorylierungsstellen im proximalen C-Terminus zu einem Verlust des detektierten FRET-Signals führte (**Abbildung 30**). Darüber hinaus fällt bei der Betrachtung der Bindung von β-Arrestin an die β$_2$AR ΔC2-PD Mutante die Agonistenabhängigkeit der Interaktion auf. Diese Beobachtung gibt einen Hinweis auf die Existenz weiterer β-Arrestin-Bindestellen. Zusätzliche Bindestellen des zytosolischen Proteins an den β$_2$AR wurden beispielsweise in der zweiten Intrazellulärschleife identifiziert [311]. Studien anderer GPCR deuten zudem auf eine β-Arrestin-Interaktionsstelle in der dritten intrazellulären Domäne hin [113]. Die Resultate der vorliegenden Arbeit stehen zudem im Einklang mit dem von Gurevich *et al.* (2004) postulierten Modell der sequentiellen β-Arrestin-Bindung (vergleiche „Einleitung", Punkt 1.2.2.2). Die kinetische Betrachtung der β-Arrestin/Rezeptor-Interaktion könnte zudem auf einen negativen Einfluss des Rezeptor C-Terminus auf die Bindung von β-Arrestin an andere Rezeptorbereiche hindeuten: Denn trotz GRK-Phosphorylierung, induziert durch einen ersten Agonistenpuls [136], wies die Interaktion von β-Arrestin2 an die ΔC2-PD Mutante eine etwas schnellere Kinetik gegenüber dem wt- β$_2$AR auf (**Tabelle 11**). In Übereinstimmung mit diesen Beobachtungen zeigten auch Untersuchungen anderer Labore einen ähnlichen inhibitorischen Effekt der dritten Intrazellulärschleife am M2-Rezeptor auf die β-Arrestin-Bindung [296, 312]. Entsprechend konnten Kim *et al.* [310] zeigen, dass die Substitution aller Serin- und Threoninreste in der dritten Intrazellulärschleife des Dopamin D1-Rezeptors eine geringere Phosphorylierung sowie eine verminderte Fähigkeit des Mutantenrezeptors β-Arrestin zu rekrutieren zur Folge hat. C-terminal verkürzte Mutanten des D1-Rezeptors hingegen zeigten ebenfalls eine verminderte Phosphorylierung, jedoch eine deutliche β-Arrestin-Translokation. Die Autoren dieser Studien stellten die Hypothese auf, dass der Verlust bzw. die Phosphorylierung definierter Bereiche diese inhibitorischen Effekte vermindert/aufhebt.

Die Ergebnisse des zweiten Abschnittes dieser Arbeit könnten durch folgendes Modell erklärt werden: β-Arrestin interagiert zunächst mit agonistenaktivierten GRKphosphorylierten β_2AR [114, 136]. Die für die Interaktion mit β-Arrestin essentiellen Phosphorylierungsstellen sind im proximalen C-Terminus zwischen den Positionen Ser-355 und Ser-364 lokalisiert. Das an den Rezeptor gebundene β-Arrestin ermöglicht zusammen mit dem distalen Rezeptor C-Terminus in der Folge eine effiziente Internalisierung des β_2AR [260].

5.3- Abschnitt III -
Das „Phosphorylierungsgedächtnis" des β_2AR

In der Literatur ist die GRK-Phosphorylierung als der geschwindigkeitsbestimmende Schritt der β-Arrestin2-Translokation beschrieben [136]. Entsprechend sollte ein über die FRET-Technik beobachtetes langsameres FRET-Signal nach einem ersten Agonistenpuls (**Abbildung 35A**) die Geschwindigkeit der GRK-Phosphorylierung repräsentieren. Die im Vergleich zu diesem ersten Puls schnellere Kinetik eines zweiten Stimulus soll hingegen die Kinetik der β-Arrestin-Translokation zu den bereits vorphosphorylierten Rezeptoren wiederspiegeln. Eine derartige Beschleunigung der Kinetik detektierter FRET-Signale nach multipler Agonistenexposition konnte ich nicht nur mit den vollen Agonisten Isoproterenol und Adrenalin zeigen. Entsprechende FRET-Experimente in β-Arrestin- und β_2AR-koexprimierenden HEK-293 Zellen, ließen dasselbe Phänomen auch nach Stimulation mit Noradrenalin, Fenoterol und Terbutalin erkennen (**Tabelle 13 und Abbildung 36**). Dabei war es interessanter Weise unerheblich, mit welchem der Agonisten eine erste Stimulation erfolgte. Ein zweiter Stimulus führte immer zu einer, im Vergleich zu einem ersten Puls etwa doppelt so schneller Kinetik des FRET-Signals (**Tabelle 13 und Abbildung 36**). Jeder der getesteten Agonisten scheint demzufolge den β_2AR für eine nachfolgende Rekrutierung von β-Arrestin in ausreichendem Maße zu phosphorylieren.

Experimentell konnte gezeigt werden, dass die Phosphorylierung des Rezeptors mindestens über einen Zeitraum von etwa 2 min erhalten bleibt, so dass auch eine zweite Agonisten-exposition zur Detektion schneller Rezeptor/β-Arrestin-Interaktionen führt [136]. Als Ursache eines solchen „Phosphorylierungsgedächtnisses" des β_2AR wird die Akkumulation GRK2-phosphorylierter Rezeptoren an der Zelloberfläche postuliert. Stimmt diese Hypothese, so dürfte die Kinetik der β-Arrestin/Rezeptor-Interaktion, ausgelöst durch einen dritten Agonistenpuls, nach einer längeren Auswaschphase mit agonistenfreiem Puffer, aufgrund von Rezeptordephosphorylierung („nachlassendes Phosphorylierungsgedächtnis"), wieder langsamer werden. Die Ergebnisse der hier durchgeführten Messungen zeigten eine nur minimale Verlangsamung der Kinetik der agonistenstimulierten β-Arrestin/Rezeptor-Bindung nach einer 8-minütigen Auswaschphase (Vergleich der Kinetik des FRET-Signals eines zweiten und dritten Agonistenstimulus). Diese Beobachtung konnte ich nicht nur mit dem in **Abbildung 31** exemplarisch verwendeten Isoproterenol sondern auch mit dem endogenen β_2AR-Agonisten Adrenalin machen (**Tabelle 12**). Allerdings zeigen frühere Studien, dass die Kinetik der Dephosphorylierung GRK- bzw. PKA-phosphorylierter β_2AR unter verschiedenen Bedingungen variiert ($t_{1/2}$ etwa 10-20 min) [277, 313]. D.h. es besteht die Möglichkeit, dass innerhalb von 8 min nur ein geringer Teil der Rezeptoren im dephosphorylierten Zustand vorliegt und entsprechend eine Verlangsamung der FRET-Kinetik nicht bzw. kaum detektiert werden kann. Handelt es sich bevorzugt um eine GRK-Phosphorylierung des β_2AR, so wäre es möglich, dass die Zugabe eines Antagonisten nach Agonistenstimulation zu einer stärkeren Dephosphorylierung [277] und somit einer deutlicheren Verlangsamung des detektierten FRET-Signals führt. Eine weitere Option wäre die Zugabe abbauender Enzyme bei Versuchen mit den endogenen β_2AR-Agonisten (Nor-)Adrenalin. Auf diese Weise könnte eine ständige Stimulation des Rezeptors und eine nachfolgende Phosphorylierung durch den noch in der Lösung vorhandenen Agonisten verhindert werden. Simulationen agonisteninduzierter Phosphorylierung weisen zudem darauf hin, dass unterschiedliche Stimulations- und Auswaschfrequenzen den zeitlichen Verlauf der Rezeptorphosphorylierung und -dephosphorylierung beeinflussen [314]. Diese Daten deuten zudem darauf hin, dass eine Auswaschphase von 8 min vermutlich zu kurz ist, um eine stärkere Rezeptordephosphorylierung und in der Konsequenz deutlichere Verlangsamung der FRET-Kinetik beobachten zu können. Darüber hinaus zeigt diese Arbeit jedoch auch, dass die für die vorliegende Arbeit gewählten Agonisten in ausreichend hohen Konzentrationen zur Induktion einer raschen Rezeptorphosphorylierung eingesetzt wurden.

Zusammengefasst konnten diese Experimente somit zeigen, dass eine Auswaschphase von acht Minuten zu einer nur leicht verlangsamten Kinetik der agonistenbedingten β-Arrestin/Rezeptor-Interaktion führt (**Abbildung 31 und Tabelle 12**). Darüber hinaus dürften die vorliegenden Daten die Bobachtungen früherer Studien [136] bestärken, dass GRK die β-Arrestin/Rezeptor-Interaktion regulieren: Denn in Abhängigkeit von der jeweils phosphorylierenden Kinase kann die Dephosphorylierung des β_2AR deutlich langsamer als 8 Minuten verlaufen. So beträgt die Halbwertszeit ($t_{½}$) für die Dephosphorylierung GRK-phosphorylierter Rezeptoren etwa 20 min; [315].

Leichte Variationen der in der vorliegenden Arbeit beschrieben Experimente (Dauer der Auswaschphasen, Zugabe eines Antagonisten oder/und Agonisten-abbauenden Enzyms,...) dürften mehr Aufschluss über die Persistenz des „Phosphorylierungsgedächnisses" geben.

5.4- Abschnitt IV -
„Biased agonism" als ein endogenes Phänomen am Beispiel des β_2AR

In der vorliegenden Arbeit konnte nicht nur die Beschleunigung der β-Arrestin2/β_2AR-Interaktion nach multipler Agonistenstimulation beobachtet werden, sondern es wurde in diesem Zusammenhang auch die Agonistenabhängigkeit der β-Arrestin2-Translokationskinetik deutlich (**Abbildung 36; Tabelle 13**). Violin et al. postulierten 2006, dass unterschiedliche GRK-Phosphorylierungsmuster eines Rezeptors zu unterschiedlichen β-Arrestin-Translokationskinetiken führen können [142]. Daraus lässt sich die Existenz spezifischer agonisteninduzierter Phosphorylierungsmuster als mögliche Erklärung der beobachteten ligandenabhängigen Kinetiken der β-Arrestin/Rezeptor-Bindung ableiten. Ursache einer solchen ligandenspezifischen Rezeptorphosphorylierung ist möglicherweise die Induktion agonistenspezifischer Rezeptorkonformationen. Die Agonistenabhängigkeit sowohl der β-Arrestin-Translokation (**Abbildung 34, 35**) als auch der Rezeptorinternalisierung (**Abbildung 37**) bestärkt ebenfalls das Konzept multipler aktiver Rezeptorkonformationen [58, 70], die jede über eine Serie intermediärer Konformationen induziert werden dürfte [46, 69, 316]. Gemäß diesem Konzept werden, je nach Agonist, verschiedene intramolekulare Interaktionen aufgebrochen und/oder neu geknüpft [40]. Die auf diese Weise induzierten bzw. stabilisierten Rezeptorkonformationen sind möglicherweise die Ursache definierter ligandenspezifischer Signalmuster [46, 317, 318]. Es wäre denkbar, dass solche agonisteninduzierten Rezeptorkonformationen unterschiedliche Phosphorylierungsmuster bedingen bzw. diese die Induktion/Stabilisierung unterschiedlicher aktiver Rezeptorzustände fördern, was im Hinblick auf nachgeschaltete Signalwege unterschiedliche Effekte haben könnte [319]. Folglich wäre das Konzept multipler Rezeptorkonformationen auch mit der Erklärung, dass eine ligandenabhängige Rezeptorphosphorylierung die Kinetik der β-Arrestin2-Translokation beeinflusst, in Einklang zu bringen. Eine Reihe von Studien untersuchte die Existenz derartiger ligandenabhängiger Rezeptorkonformationen im Zusammenhang mit der Fähigkeit von synthetischen Agonisten, unterschiedliche mit einem gegebenen Rezeptor verknüpfte Signalwege in definiertem Ausmaß zu aktivieren [190, 320]. Jedoch blieb ungeklärt, ob es sich bei dem Phänomen des sogenannten „biased agonism" um einen endogenen, von der Rezeptorkonformation abhängigen Mechanismus handelt.

Die Daten der vorliegenden Arbeit lassen erkennen, dass Noradrenalin zu vergleichbarer Aktivierung der Adenylylzyklase (bzw. des G_s-Proteins) wie Adrenalin und Isoproterenol führt (**Abbildung 33A**), während Terbutalin nur partielle Signale induziert. Vergleicht man hingegen die agonisteninduzierte β-Arrestin2-Translokation (Konfokalmessungen) mit entsprechenden Daten der β-Arrestin/β$_2$AR-Interaktion (FRET) als zwei Messgrößen der β-Arrestin-Rekrutierung, so fällt die im Allgemeinen gute Korrelation zwischen den beiden Parametern auf (**Abbildung 35C**). Bei genauerer Betrachtung zeigt sich jedoch, dass die Stimulation mit Fenoterol, wie auch Terbutalin, zu einer etwas stärkeren Translokation von β-Arrestin2 an die Zelloberfläche führt und im Vergleich dazu zu schwächerer β-Arrestin/β$_2$AR-Interaktion. Zudem scheint Fenoterol interessanterweise ein gegenüber den anderen Substanzen unterschiedliches Internalisierungsmuster zu induzieren (große Amplitude, langsame Kinetik; **Abbildung 37**). Besonders auffällig ist jedoch die im Vergleich zu Adrenalin schwächere und langsamere Internalisierung und β-Arrestin2-Rekrutierung nach Stimulation mit Noradrenalin (**Abbildungen 35, 36, 37, 38 Tabelle 13**). Adrenalin und Isoproterenol hingegen verhalten sich beide wie volle Agonisten im Hinblick auf die betrachteten Signaleffekte.

Diese Ergebnisse stehen auf den ersten Blick im Kontrast zu den Beobachtungen anderer Studien. So sollen die Interaktionen zwischen dem β$_2$AR und den vier polaren Gruppen, NH_2^+-R, β-OH sowie den zwei Katechol-OHs [321], die ja sowohl im Noradrenalin- wie auch im Adrenalin-Molekül existent sind, zur Induktion eines voll aktiven Rezeptorzustandes führen [322]. Der Begriff des „voll aktiven Rezeptorzustandes" basiert in diesen, wie auch anderen, Studien [323] auf der Betrachtung maximaler Adenylylzyklase-Stimulation bzw. G_s-Aktivierung. Wie bereits erwähnt, kann ein Ligand jedoch die Fähigkeit besitzen, mehrere mit einem Rezeptor verknüpfte Signalwege in unterschiedlichem Ausmaß zu aktivieren. Eine Beobachtung, die mit den Resultaten meiner Arbeit in Einklang steht. Das in der Literatur beschriebene Modell „sequentieller Agonistenbindung und Rezeptoraktivierung" könnte die Erklärung der Beobachtung unterschiedlicher ligandenabhängiger Signalmuster liefern [47] (**Abbildung 49**): Jedes Element der Katecholaminstruktur interagiert mit Aminosäureseitengruppen in der Ligandenbindungstasche des β$_2$AR [47, 322]: Im basalen Zustand (R) besitzt der Rezeptor eine dynamische und flexible Struktur [42, 324, 325] und es steht nur eine niedrigaffine

Diskussion

Bindungsstelle für die Interaktion zwischen Rezeptor und einer oder mehreren funktionellen Gruppen des Agonisten zur Verfügung. Die initiale(n) Interaktion(en), zwischen den aromatischen Strukturen der Katecholamine und Phe^{290} $^{(1)}$ wie auch Phe^{289} in TM6 [323, 326-328], sowie Wechselwirkungen (Wasserstoffbrücken) von Katechol-OHs mit Serin 203$^{5.42}$ [324], 204$^{5.43}$ und 207$^{5.46}$ [329] in TM5 des β$_2$AR, können zu einer raschen Konformationsänderung im Rezeptormolekül führen. Der auf diese Weise induzierte Rezeptorzustand (R^1) kann im Folgenden über weitere Agonist/Rezeptor-Interaktionen, wie zum Beispiel zwischen der protonierten Aminstruktur und Asp113$^{3.32}$ in TM3 [329], stabilisiert werden (R^2). Diese Interaktionen wiederum haben eine ganz spezielle Anordnung der TM3 relativ zu TM5 und TM6 [46] und eine deutlich höhere Aktivität gegenüber G$_s$ zur Folge. Die N-CH$_3$-Gruppe von Adrenalin oder Isoproterenol hingegen interagiert vermutlich mit TM7 [330]. Nachfolgende intermediäre Rezeptorkonformationen werden im Fall der Katecholamine durch Interaktionen der chiralen β-Hydroxyl-Struktur von Liganden mit Asn293$^{6.55}$ in TM6 des Rezeptors [323] gefestigt (R^3). Die Induktion aktiver ligandeninduzierter Rezeptorkonformationen dürfte also über eine Serie intermediärer Konformationen verlaufen, wobei jede Liganden/Rezeptor-Interaktion die Wahrscheinlichkeit für nachfolgende Interaktionen zu erhöhen scheint [47-50, 331].

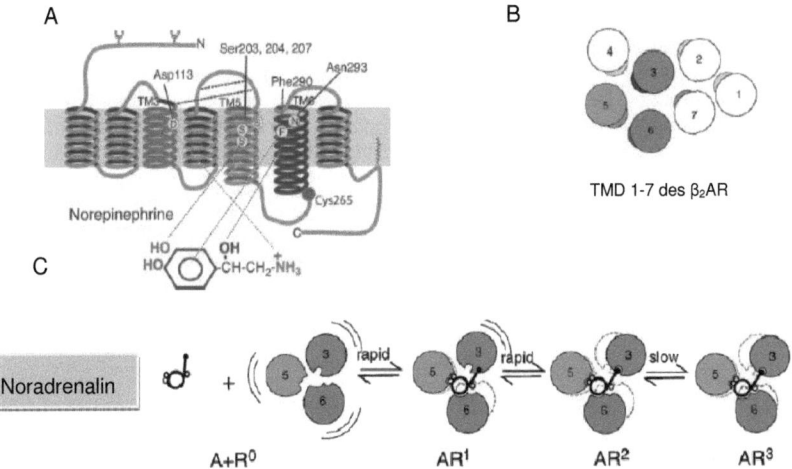

Abbildung 46: Modell sequentieller Ligandenbindung. (A) Interaktionsstellen zwischen strukturellen Komponenten von Noradrenalin und Aminosäuren des β$_2$AR. (B) Anordnung der Transmembrandomänen des β$_2$AR von der extrazellulären Seite aus betrachtet. Die Agonistenbindungsdomänen sind in Rot (TMD3), Blau (TMD6) und Grün (TMD5) hervorgehoben. (C) Die sequentielle Bindung von Noradrenalin erfolgt über mehrere

---

$^{(1)}$ Die Nummerierung erfolgte nach der Nomenklatur von Ballesteros/Weinstein.

Diskussion

intermediäre Rezeptorkonformationen. In Abwesenheit eines Liganden besitzt der Rezeptor eine flexible Struktur. Die Rezeptorkonformation R^1 wird durch Interaktionen zwischen dem Katecholring und TM5 bzw. TM6 stabilisiert. Bindet Asp 113 in TM3 die Amin-Struktur, wird die Zwischenkonformation R^2 fixiert. Der langsame Übergang von R^2 zu R^3 erfolgt durch Interaktionen zwischen der chiralen β-OH-Gruppe und Asn 293 in TM6.

Nach diesem Modell könnten sowohl Isoproterenol als auch Adrenalin definierte „Microswitches" induzieren [332], die zu einer vollen Aktivierung aller betrachteten Signalwege führen, wobei die beiden agonisteninduzierten/-stabilisierten Konformationen nicht zwangsläufig identisch sein müssen ([333]; **Abbildung 49**). Ebenso schließt ein solches Modell multipler Rezeptorkonformationen nicht aus, dass Fenoterol und Terbutalin unterschiedliche partiell aktive Rezeptorkonformationen stabilisieren bzw. induzieren und in der Konsequenz G_s in unterschiedlichem Ausmaß aktivieren (**Abbildung 32**).

Die Beobachtung, dass Dopamin den „ionic lock" (siehe **Abbildung 47**) genauso effektiv wie das strukturverwandte Isoproterenol aufbrechen, jedoch den β$_2$AR nicht voll aktivieren kann (cAMP-Messungen; [40]), bestärkt die Hypothese ligandeninduzierter Rezeptorkonformationen. Darüber hinaus zeigte das Katechol-Analogon U-0521 (3`, 4`-Dihydroxy-2-Methylpropio-Phenon), wie auch Isoproterenol, positiv chronotrope Effekte in Ratten [334] und erhöhte die Schlagfrequenz isolierter ventrikulärer Myozyten. U-0521 führte jedoch nicht zur Akkumulation von cAMP. Diese Daten deuteten bereits sehr früh auf einen von Isoproterenol verschiedenen U-0521-induzierten/stabilisierten Rezeptorzustand hin. Auch die biphasische Kinetik der Bindung von Agonistpeptiden an den Neurokinin A-Rezeptor unterstützt die Vermutung, dass verschiedene ligandenbedingte Rezeptorkonformationen existieren, die unterschiedliche Signaleffekte zur Folge haben: Die schnelle Komponente der Bindung der Agonistpeptide scheint mit einer zellulären Calciumantwort, die langsame Komponente der Bindung mit der Bildung von cAMP assoziiert zu sein [335]. Auch beim AT1-Angiotensin- [336] und M$_1$-muskarinischen-Acetylcholinrezeptor [337] wurde die Existenz ligandenspezifischer Konformationen postuliert (gereinigte Systeme). In Übereinstimmung mit diesen Beobachtungen, konnte unsere Gruppe kürzlich auch in lebenden Zellen agonisteninduzierte FRET-Änderungen zwischen der IL3 des β$_2$AR und dessen C-Terminus zeigen (Ambrosio, M., Universität Würzburg, **Abbildung 48**).

Ein weiterer Hinweis auf die Induktion unterschiedlicher aktiver bzw. intermediärer Rezeptorkonformationen könnte auch der Strukturvergleich der beiden Modellsysteme β$_2$AR und Rhodopsin geben: Die Beobachtung, dass der Carazolol-β$_2$AR-Fab- bzw. der β$_2$AR-T4L-Komplex eine etwas offenere Struktur im Bereich von TM3/TM6 („ionic lock") [338] jedoch einen geschlossenen „toggle switch" aufweist (**Abbildung 47**), könnte die verbleibende konstitutive Aktivität (ca. 50 %) des Carazolol-gebundenen β$_2$AR [19] im Gegensatz zur nicht bzw. kaum detektierbaren Basalaktivität von Rhodopsin [339] wiederspiegeln. Diese Beobachtung gibt zugleich einen Hinweis darauf, dass der β$_2$AR möglicherweise eine vom inaktiven Zustand des Rhodopsins verschiedene, intermediäre Konformation einnimmt.

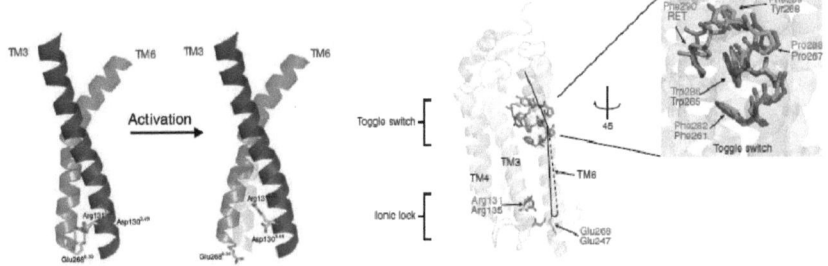

Abbildung 47: (A) Zerstörung des „ionic lock" am Modell der TM3 und TM6 des β₂AR. Die am „ionic lock" beteiligten Aminosäuren am zytoplasmatischen Ende der TM-Domänen sind hervorgehoben. (Entnommen aus: Kobilka, B. et al., 2007 [316]). **(B)** Vergleich der postulierten Aktivierungsmechanismen „ionic lock" und „rotamer toggle switch" im inaktiven Rhodopsin-Molekül (hellrosa) und dem Carazolol-gebundenen β₂AR (hellblau). Die relativen Positionen der an den beiden Aktivierungsmechanismen beteiligten Aminosäuren sind mit Pfeilen gekennzeichnet. Trotz der perfekten Überlagerung der am „toggle switch" beteiligten Strukturen in beiden Rezeptoren, ist die TM6 des β₂AR aufgrund des „geöffneten" „ionic lock" etwas weiter von der TM3 entfernt. Die Vergrößerung des im „toggle switch" involvierten Clusters aromatischer Aminosäuren lässt vermuten, dass Phe290 in β₂AR (blau) die Funktion

Die erhöhte Affinität der β₂AR-T4-Chimäre, verglichen zum wt-β₂AR, gibt ebenfalls einen Hinweis auf eine dem aktiven Rezeptorzustand ähnliche, d.h. eine partialaktive, intermediäre Struktur [19]. Die Konformation (open „ionic lock", closed „rotamer toggle switch") des Carazolol-gebundenen β₂AR könnte allerdings auch eine aktive ligandeninduzierte Struktur des Rezeptors darstellen, an welche das G-Protein nur in geringem Ausmass binden kann. Der inverse β₂AR-Agonist Carvedilol wiederum scheint eine Rezeptorkonformation zu induzieren, die eine Präferenz für die Interaktion mit β-Arrestin besitzt [341]. Ein solches Auftreten agonistenabhängiger Rezeptorkonformationen, die präferenziell zur Aktivierung definierter Signalwege führen, würde man allgemein als „biased agonism" bezeichnen. Werden verstärkt β-Arrestin-vermittelte Signaleffekte induzierte, spricht man auch von „β-Arrestin bias". Wie bereits angedeutet, weisen die analysierten Parameter der β-Arrestin/Rezeptor-Interaktion (β-Arrestin2-Translokation an die Zelloberfläche, FRET zwischen β-Arrestin2-CFP und β₂AR-YFP und die β₂AR-Internalisierung) nach Stimulation mit Terbutalin und Fenoterol auf deutlich stärkere β-Arrestin-assoziierte Effekte, im Vergleich zu den G-Protein-verknüpften Signalen (G-Protein-Aktivierung und cAMP-Signal), hin (**Abbildung 34, 35B, 33**). Entsprechend können Fenoterol und Terbutalin als „β-Arrestin biased" Liganden charakterisiert werden [320, 342].

Interessanterweise schien das über Konfokalmikroskopie analysierte Ausmaß der β-Arrestin2-Translokation nach Stimulation mit Terbutalin und Fenoterol größer zu sein, als die durch dieselben Substanzen stimulierte β-Arrestin/Rezeptor-Interaktion (FRET) (**Abbildung 35**). Möglicherweise beruhen diese Beobachtungen darauf, dass FRET die Interaktionen zwischen Rezeptor und β-Arrestin aufgrund einer für die Detektion von FRET ungünstigen Anordnung der Moleküle zueinander oder ungünstigen FRET-Bedingungen unterschätzt. Da FRET nicht nur von der Distanz, sondern ebenfalls von der Anordnung der Fluorophore zueinander abhängig ist, bestünde zudem die Möglichkeit, dass die detektierten ligandeninduzierten FRET-Änderungen nicht nur die Translokation von β-Arrestin an den Rezeptor, sondern möglicherweise auch Konformationsänderungen im Rezeptor bzw. dem β-Arrestin-Molekül repräsentieren. Eine alternative Erklärung wäre die Translokation von β-Arrestin zur Zelloberfläche, ohne dass das zytosolische Protein notwendigerweise mit dem Rezeptor interagieren müsste.

Im Gegensatz zu Fenoterol und Terbutalin stimuliert Noradrenalin β-Arrestin-assoziierte Signaleffekte in einem, im Vergleich zur G_s-Aktivierung und cAMP-Produktion, geringeren Ausmaß. Die verglichen zu den anderen Substanzen langsamere Kinetik der Noradrenalin-induzierten β-Arrestin2/$β_2$AR-Interaktion (**Abbildung 36, Tabelle 13**) deuten zudem auf die verminderte Fähigkeit von Noradrenalin hin, eine Interaktion von β-Arrestin mit dem $β_2$AR zu induzieren. Aus diesen Beobachtungen lässt sich folglich ableiten, dass Noradrenalin sich vergleichsweise „G_s-Protein biased" verhält. Diese Hypothese wäre kompatibel mit der Beobachtung, dass Noradrenalin in der Lage ist, auch bei sehr geringer Rezeptorexpression, eine $β_2$AR-Reserve zu rekrutieren [219] und entsprechend eine annähernd maximale Aktivierung des G_s-Proteins/cAMP-Produktion zu induzieren (**Abbildung 33**). Die Untersuchung Noradrenalin-stimulierter Rezeptorinternalisierung bestärkt die Behauptung, dass Noradrenalin im Hinblick auf die Aktivierung β-Arrestin-vermittelter Signalprozesse weniger effizient ist. So konnte gezeigt werden, dass Noradrenalin, im Vergleich zu Adrenalin und Isoproterenol eine geringere und langsamere Internalisierung $β_2$-adrenerger Rezeptoren stimuliert. Terbutalin wies in kinetischer Hinsicht den anderen Substanzen vergleichbare Effekte auf, während die quantitative Analyse der Terbutalin-induzierten Internalisierung die im Vergleich geringsten Werte ergab. Der als „β-Arrestin-biased" identifizierte Ligand Fenoterol zeigte zwar eine sehr langsame Internalisierung, stimulierte jedoch die Internalisierung des Rezeptors in gleichem Ausmaß wie Isoproterenol oder Adrenalin (**Abbildung 37**). Fenoterol induziert also nur eine geringe β-Arrestin/Rezeptor-Bindung, jedoch eine deutlich stärkere Rezeptorinternalisierung. Dies könnte auf eine alternative, möglicherweise partiell β-Arrestin-unabhängige Internalisierung des $β_2$AR hindeuten. Ähnlich konnten Untersuchungen an 5-HT$_{2A}$-Serotonin- und M$_2$-Muskarin Acetylcholin-Rezeptoren durch Verwendung dominant negativer β-Arrestin-Mutanten zeigen, dass die Carbachol- (m2mAChR) bzw. Quipazin- und Clozapin- (5-HT2AR) induzierte Rezeptorinternalisierung (partiell) β-Arrestin-unabhängig verläuft [175, 176, 287].

Zusammengefasst zeigen die beschriebenen Daten, dass der durch den endogenen $β_2$AR-Agonisten Noradrenalin aktivierte Rezeptor die Fähigkeit zu besitzen scheint, eine Rezeptor-reserve zu rekrutieren, um trotz geringer Konformationsänderung am Rezeptormolekül (**Abbildung 48**) eine beinahe maximale G_s-Protein-Aktivierung und cAMP-Produktion zu induzieren. Im Vergleich mit dem synthetischen Agonisten Fenoterol erwies sich die durch Noradrenalin stimulierte G_s-Aktivierung als leicht stärker, wohingegen die Fähigkeit zur Internalisierung und β-Arrestin/Rezeptor-Interaktion vergleichsweise niedrig war. Der zweite endogene $β_2$AR-Agonist Adrenalin aktivierte hingegen alle betrachteten Signalwege in einem mit Isoproterenol vergleichbaren Ausmaß. Diese Beobachtungen zeigen, dass es sich beim Phänomen des „biased agonism" um ein endogenes Phänomen handelt. Noradrenalin konnte somit als ein präferenziell „G_s-Protein biased" Ligand charakterisiert werden, während Fenoterol (und zu einem geringeren Ausmaß auch Terbutalin) verstärkt β-Arrestin-assoziierte Effekte induzierte und sich somit „β-Arrestin biased" verhielt. Die Untersuchung einer ganzen Reihe von Signaleffekten und die Beobachtung umgekehrter Wirkungsprofile von Fenoterol („β-Arrestin bias") und Noradrenalin („G_s-Protein bias") bestärken, dass es sich bei den beobachteten ligandenspezifischen Signalmustern tatsächlich um „biased agonism" handelt [71]. Untersuchungen am CC Chemokin Rezeptor 7 unterstützen darüber hinaus die Hypothese des „biased agonism" als eines endogenenen Phänomens [343, 344]. Die Ursache der unterschiedlichen agonisteninduzierten Signalmuster scheinen agonistenspezifische Rezeptorkonformationen zu sein (**Abbildung 48**, Ambrosio, M., Würzburg).

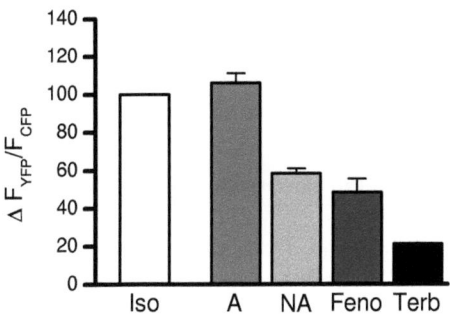

Abbildung 48: Ligandeninduzierte Konformationsänderung eines FRET-Sensors. CFP befindet sich im IL3 zwischen den Aminosäuren 251 und 252. Der C-Terminus wurde ab Position 369 gekürzt und an YFP fusioniert. Jeder Balken repräsentiert den Durchschnitt der agonisteninduzierten FRET-Änderung aus n = 3 Experimenten (% von Iso).

In **Abbildung 49** sind die Effekte der verwendeten $β_2$AR-Agonisten auf die untersuchten Signalparameter zusammengestellt.

Diskussion

Agonist / Assay	Iso	A	NA	Feno	Terb	Ligandeneffizienz, den betrachteten Signalweg zu aktivieren.
Rezeptor-Sensor	100	106,2 ± 5,0	58,4 ± 2,6	48,5 ± 7,3	21,2 ± 0,5	Iso=A>>NA>Feno >>Terb
G-Protein-vermittelte Signalwege						
G-Protein Aktivierung	100	118,8 ± 21,7 (n=4)	96,3 ± 7,4 (n=6)	78,3 ± 11,1 (n=5)	nicht auswertbar	A>Iso>NA >Feno >>Terb
cAMP-Produktion	100	110 ± 8	103 ± 9	76 ± 5	40 ± 5	A>Iso=NA >Feno>Terb
β-Arrestin-vermittelte Signalwege						
Amplitude (% von t = 0 min oder % Iso)						
β-Arr2/β$_2$AR-Interaktion	100	98,2 ± 6,4 (n=14)	68,0 ± 2,0 (n=12)	57,1 ± 8,7 (n=16)	40,6 ± 3,6 (n= 11)	Iso=A>>NA>**Feno** >>Terb
β-Arr2-Transl.	100	84,5 ± 7,6 (n=3)	49,3 ± 4,0 (n=3)	85,4 ± 3,0 (n=3)	62,8 ± 6,1 (n=3)	Iso>Feno =A >>Terb>NA
Intern. [^{3}H]CGP	57,9 ± 2,1 (n= 3)	48 ± 4,0 (n=4)	36,2 ± 4,9 (n=3)	51,8 ± 3,0 (n=4)	22,0 ± 4,9 (n=3)	Iso=Feno >A >NA>Terb
Intern. Konfokal	30,1 ± 1,6 (n= 3)	27,0 ± 3,5 (n=4)	10,2 ± 3,5 (n=3)	28,6 ± 3,4	9,2 ± 1,2 (n=3)	Iso=Feno >A >NA>Terb

Diskussion

β-Arrestin-vermittelte Signalwege						
	Kinetik (τ in s)					
β-Arr/β$_2$AR- Interaktion 1. Stimulus	7,0 ± 1,3 (n=21)	7,8 ± 1,7 (n=6)	9,3 ± 2,1 (n=14)	7,8 ± 1,9 (n=5)	n.a.	Iso>Feno =A >>NA
β-Arr/β$_2$AR- Interaktion 2. + 3. Stimulus	1,4 ± 0,2 (n=11)	2,0 ± 0,2 (n=12)	2,9 ± 0,4 (n=5)	1,99 ± 0,24 (n=5)	n.a.	Iso>Feno =A >>NA
Intern. [^{3}H]CGP	4,1 ± 1,0 (n=3)	4,3 ± 0,8 (n=4)	8,1 ± 0,8 (n=3)	8,4 ± 0,9 (n=4)	5,6 ± 0,42 (n=3)	Iso=A> Terb >>NA= Feno

Abbildung 49: Zusammenfassung der Ergebnisse aus Abschnitt 4. Oberste Zeile: Isoproterenol, Iso; (Nor-)Adrenalin, NA/A; Fenoterol, Feno und Terbutalin, Terb induzieren spezifische Rezeptorkonformationen, was zu unterschiedlicher Aktivierung der betrachteten Signalwege (**linke Spalte**) führt. Die Internalisierung (Amplitude) ist jeweils in % von t = 0 min ± S.E. angegeben. Die übrigen Werte sind auf den durch Iso ausgelösten Effekt bezogen (%) ± S.E.. Die Kinetiken werden durch die Konstante τ (s) repräsentiert. In der **rechten Spalte** ist die Reihenfolge der Effizienz der verwendeten Liganden, einen betrachteten Signalweg zu stimulieren, angegeben. **Linker Wert, rechte Spalte:** Substanz (Sz), die den größten (Amplitude) bzw. schnellsten (Kinetik) Effekt auslöst. β-Arr, β-Arrestin2. Abkürzungen: Int., Internalisierung; Transl., Translokation; Iso, Osoproterenol; A, Adrenalin; NA, Noradrenalin; Feno, Fenoterol; Terb, Terbutalin; Arr, Arrestin.

Bis dato ist nicht bekannt, ob therapeutische Unterschiede zwischen Liganden, die ein und denselben GPCR als „Target" verwenden, auf das Phänomen des „biased agonism" zurückzuführen sind. Jedoch wäre es durchaus interessant, eine solche Hypothese zu überprüfen. In diesem Zusammenhang ist besonders ein Ergebnis meiner Arbeit von Bedeutung: Die beiden von mir untersuchten Substanzen Terbutalin und Fenoterol werden beide klinisch dazu eingesetzt, vorzeitige Wehen zu verhindern (Tokolyse). Wie der Mechanismus tokolytischer Effekte von β$_2$AR-Agonisten in **Abbildung 50** zeigt, führt die Aktivierung der Adenylylzyklase, über das β$_2$AR-aktivierte G$_s$-Protein im Uterus zu einem schnellen Anstieg des cAMP-Spiegels. Über die Aktivierung cAMP-abhängiger Kinasen wird die Myosin-Leichtketten-Kinase (MLCK) phosphoryliert, was zu einer deutlich geringeren Affinität der MLCK für die Bindung der CaM-Kinase führt. Somit kommt es im Folgenden zu einer verminderten Phosphorylierung der Myosin-Leichtketten und zur Relaxation des Myometriums [345].

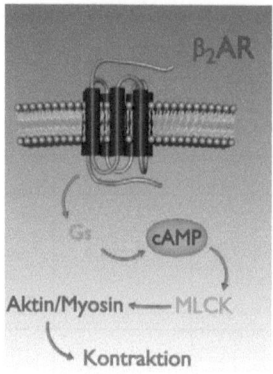

Abbildung 50: Schema der über die Stimulation des β₂AR induzierten Kontraktion glatter Muskulatur. β₂AR-Agonisten, die zu einer starken Akkumulation von cAMP und geringer Rezeptorinternalisierung führen, dürften nach diesem Modell zu einer effizienten und stabilen Kontraktion glatter Muskulatur führen. Abkürzungen: β₂AR, beta2-adrenerger Rezeptor; Gs, stimulatorisches G-Protein; MLCK, Myosin-Leitketten-Kinase; cAMP, zyklisches Adenosin-3`,5`-monophosphat.

Die rasche Abnahme des tokolytischen Effektes nach Mehrfachapplikation der β₂AR-Agonisten wurde sowohl in klinischen [346], wie auch experimentellen Studien [347], gezeigt. Als Ursache des nur kurzfristig anhaltenden tokolytischen Effektes wurde die Rezeptordesensibilisierung bzw. -internalisierung identifiziert. Ich konnte in diesem Abschnitt meiner Arbeit im Zellkultursystem zeigen, dass die Stimulation β₂-adrenerger Rezeptoren mit Fenoterol zu einer beinahe maximalen cAMP-Produktion (ca. 80 % gegenüber der Kontrolle) führt. Somit konnte ich das tokolytische Potential von Fenoterol bestätigen. Jedoch führte die Exposition mit humanen β₂AR transfizierten HEK-293 Zellen innerhalb von 20 min zu einer, gegenüber dem Anfangswert (t = 0 min) etwa 50 %igen Internalisierung. Diese Beobachtungen deuten auf die eher verminderte Wirksamkeit von Fenoterol bei längerer Anwendung zur Tokolyse hin. Diese Resultate decken sich mit den Beobachtungen von Frambach et al. (2005), die an weiblichem Myometrium nach längerer Fenoterol-Applikation eine etwa 50 %ige β₂AR-Desensibilisierung (< 48 h) zeigen konnte. Im Gegensatz zu Fenoterol zeigte Terbutalin zwar nur eine 20 %ige Internalisierung humaner β₂AR in HEK-293 Zellen. Allerdings konnte ich auch nur eine minimale Terbutalin-bedingte Aktivierung der Adenylylzyklase detektieren. Terbutalin scheint nach diesen Daten keine optimalen Eigenschaften zur Anwendung für die Tokolyse zu besitzen. Die entsprechenden Experimente wurden zwar im Zellkultursystem durchgeführt, jedoch wiesen auch Beobachtungen an humanem Myometrium auf die suboptimalen Eigenschaften von Terbutalin zur Verhinderung frühzeitiger Wehen hin [348]. Allerdings darf die Regulation der Uterusrelaxation durch andere Mechanismen als die cAMP-bedingte Relaxation nicht ausser Acht gelassen werden. Dennoch findet sich, in Übereinstimmung mit den vorliegenden Daten, auch in den „Leitlinien der Deutschen Gesellschaft für Gynäkologie und Geburtshilfe (DGGG) zur medikamentösen Wehenhemmung bei Frühgeburt" sowie der „Cochrane Library (2009)" kein präferenziell zur Wehenhemmung empfohlenes „first-line" Tokolytikum. Die Untersuchung der Aktivierungsmuster unterschiedlicher $β_2$AR-Agonisten, im Hinblick auf ihr möglicherweise tokolytisches Potential, dürfte vor diesem Hintergrund von besonderem Interesse sein.

In den **Abschnitten (4.2-4.4)** konnte ich somit zeigen, dass die agonistenbedingte Induktion/Stabilisierung spezifischer Rezeptorkonformationen vermutlich die Ursache definierter intrazellulärer Signalmuster darstellt. Insbesondere konnte gezeigt werden, dass die beiden „Klasse A Rezeptoren" $β_2$AR und $P2Y_1R$ agonistenabhängig internalisieren und zur Rekrutierung von β-Arrestin befähigt sind, wobei unterschiedliche Phosphorylierungsstellen im distalen ($β_2$AR) oder proximalen ($P2Y_1R$) Rezeptor C-Terminus als molekulare Basis der β-Arrestin-Translokation identifiziert werden konnten.

5.5- Abschnitt V -
Agonisteninduzierte β-Arrestin-Translokation an $P2Y_1R$

Der $P2Y_2R$ weist zwar nur eine geringe Sequenzhomologie mit dem $P2Y_1R$ oder auch dem $β_2$AR auf. Jedoch scheint auch beim $P2Y_2R$ der C-terminale Teil an dessen Desensibilisierung und Internalisierung beteiligt zu sein [270, 301]. Die molekularen Grundlagen der für diese beiden Signalprozesse möglicherweise relevanten Rekrutierung von β-Arrestin sind bis dato noch nicht identifiziert worden. Wie auch für den $P2Y_1R$, konnte ich auch für den $P2Y_2R$ sowohl eine Translokation von β-Arrestin1 als auch β-Arrestin2 beobachten. Während der $P2Y_1R$ β-Arrestin2 mit weit höherer Affinität bindet und somit als „Klasse A Rezeptor" identifiziert werden konnte, zeigten entsprechende Messungen an $P2Y_2R$ ein agonistenabhängiges β-Arrestin-Translokationsprofil: Wie in **Abbildung 40 B-C (rechts)** verdeutlicht, rekrutierten UTP-stimulierte $P2Y_2$-Rezeptoren β-Arrestin1 und β-Arrestin2 gleich stark. Dieses UTP-induzierte Translokationsverhalten klassifiziert den $P2Y_2$-Rezeptor als „Klasse B Rezeptor". ATP hingegen führt nur zu einer schwachen Bewegung von β-Arrestin1, jedoch zu einer starken Translokation von β-Arrestin2 an $P2Y_2$-Membranrezeptoren (**Abbildung 40 A-C (links)**). Demnach wäre der $P2Y_2R$ eher den „Klasse A Rezeptoren" zuzuweisen. Das gleiche ligandenabhängige β-Arrestin-Translokationsmuster konnte auch bei Untersuchung der direkten Rezeptor/β-Arrestin-Interaktion mit Hilfe von FRET detektiert werden (**Abbildung 41**). Der $P2Y_2R$ ist somit, je nach Ligand, der zur Stimulation verwendet wird, den „Klasse A" oder „Klasse B Rezeptoren" zuzuweisen. Die Beobachtung, dass UTP zu einem im Vergleich zur Recyclinggeschwindigkeit anderer GPCR langsameren Recycling internalisierter $P2Y_2R$ an die Zelloberfläche führt [349], mag die Einteilung UTP-stimulierter $P2Y_2R$ zu den „Klasse B Rezeptoren" bestärken [180]. Als weiterer Parameter β-Arrestin-vermittelter Signalwirkung wurde die Phosphorylierung der Mitogen-aktivierten Protein Kinase ERK untersucht. Wie auch die β-Arrestin-Translokation erwies sich die Phosphorylierung von ERK als ein ligandenabhängiger Prozess. Verglichen zur transienten, UTP-vermittelten ERK-Phosphorylierung, dauerte die ATP-induzierte ERK-Phosphorylierung länger an (**Abbildung 42B**). Der Zeitverlauf der ATP-vermittelten ERK-Aktivierung deutet auf einen sowohl β-Arrestin- (verzögerte, stabile ERK-Aktivierung), als auch G-Protein-vermittelten Mechanismus (rasche, transiente ERK-Aktivierung) hin [62]. Die UTP-vermittelte ERK-Aktivierung hingegen scheint vor allem β-Arrestin-vermittelt zu verlaufen. Ob es sich bei der ATP-induzierten ERK-Stimulation tatsächlich um einen partiell G-Protein- und β-Arrestin-vermittelten Effekt handelt und ob β-Arrestin1 und β-Arrestin2 im Falle einer β-Arrestin-vermittelten ERK-Aktivierung sequentiell oder simultan agieren, bleibt offen. In

Diskussion

der Literatur ist sowohl die von β-Arrestin1 und β-Arrestin2 abhängige ERK-Phosphorylierung für den β$_2$AR, als auch die rein β-Arrestin2 induzierte ERK-Aktivierung des AT$_{1a}$R und des V2R beschrieben [187, 350]. Handelt es sich bei einer verzögert auftretenden und transienten ERK-Phosphorylierung tatsächlich um einen β-Arrestin-vermittelten Effekt (P2Y$_2$R mit ATP), so wäre eine weitere interessante Frage in diesem Zusammenhang, wie ein transienter Komplex aus einem „Klasse A Rezeptor" und β-Arrestin dennoch eine im Vergleich zu einem „Klasse B Rezeptor" (P2Y$_2$R mit UTP) längere β-Arrestin-vermittelte ERK-Aktivierung induzieren kann. Beobachtungen stabiler β-Arrestin-vermittelter ERK-Aktivierung wurden beispielsweise für den β$_2$AR und den LPA Rezeptor publiziert [141, 351].

Da eine ligandenabhängige ERK-Phosphorylierung durch den P2Y$_2$-Rezeptor bis dato noch nicht analysiert wurde, konnten mit den vorliegenden Ergebnissen zum ersten Mal Unterschiede der beiden endogenen Agonisten UTP und ATP auf das Signalverhalten des P2Y$_2$-Rezeptors gezeigt werden. Darüber hinaus wurde deutlich, dass Agonisten nicht nur bezüglich der Aktivierung G-Protein-gekoppelter vs. β-Arrestin-vermittelter Signalwege eine gewisse Selektivität aufweisen können (**Abschnitt IV**). Vielmehr kann der sogenannte „biased agonism" auch im Hinblick auf die Interaktion von β-Arrestin1 versus β-Arrestin2 mit dem P2Y$_2$R, sowie der β-Arrestin1/2-vermittelten ERK-Aktivierung beobachtet werden. Die Entdeckung ligandenabhängiger β-Arrestin1/2-Translokation führte zudem zur Klassifizierung des P2Y$_2$R als sowohl „Klasse A-" als auch „Klasse B-Rezeptor".

Eine aktuelle Studie zeigte eine leicht unterschiedliche Interaktion von UTP und ATP mit Aminosäuren innerhalb der P2Y$_2$R-Bindungstasche und eine daraus folgende leicht stärkere Bindung von UTP [221]. Die beobachteten Bindungsunterschiede weisen auf eine möglicherweise unterschiedliche Aktivierung nachgeschalteter Signaleffekte hin und stehen im Einklang mit den von mir detektierten agonistenabhängigen β-Arrestin1/2-Effekten. Die Autoren der Studie ziehen aus den von ihnen beobachteten Resultaten allerdings den Schluss, UTP wäre ein potenterer Agonist am P2Y$_2$R als ATP. Jedoch wurde in genannter Studie ausschließlich der agonisteninduzierte Anstieg intrazellulären Ca^{2+} untersucht. Ergebnisse der vorliegenden Arbeit zeigen jedoch, dass UTP nicht für alle mit dem Rezeptor verknüpften Signalwege der potentere Agonist ist. So führte die Stimulation mit ATP zu einer deutlich stärkeren β-Arrestin2-Translokation. Die Internalisierung wies zudem keine agonistenabhängigen Unterschiede auf. Bringt man das unterschiedliche Bindungsverhalten von ATP und UTP an den P2Y$_2$R mit dem beobachteten ligandenabhängigen β-Arrestin-Translokationsprofil in Verbindung, so ließe sich die Hypothese aufstellen, dass für die (UTP-bedingte) Interaktion von β-Arrestin1 und dem P2Y$_2$R eine stärkere Bindung notwendig ist, als für jene mit β-Arrestin2 (ATP-vermittelt). In Übereinstimmumg mit dieser Hypothese deuteten Gurevich et al. an, dass nicht notwendigerweise alle potentiellen Interaktionsstellen beider Interaktionspartner (β-Arrestin und Rezeptor) an der β-Arrestin-Bindung beteiligt sein müssen. Derjenige β-Arrestin/Rezeptor-Komplex, der durch eine geringe Zahl an Interaktionen zusammengehalten wird, dürfte eine nur geringe Stabilität und β-Arrestin-Bindungsaffinität besitzen. Komplexe, die durch eine größere Zahl intermolekularer Interaktionen stabilisiert werden, sollten hingegen eine hohe Affinität von β-Arrestin an den Rezeptor zeigen. Dieser Mechanismus könnte die Basis der funktionellen Unterschiede zwischen „Klasse A Rezeptoren", die zusammen mit β-Arrestin in endosomalen Vesikeln zu finden sind und „Klasse B Rezeptoren", die β-Arrestin nur transient binden darstellen.

5.6- Fazit -

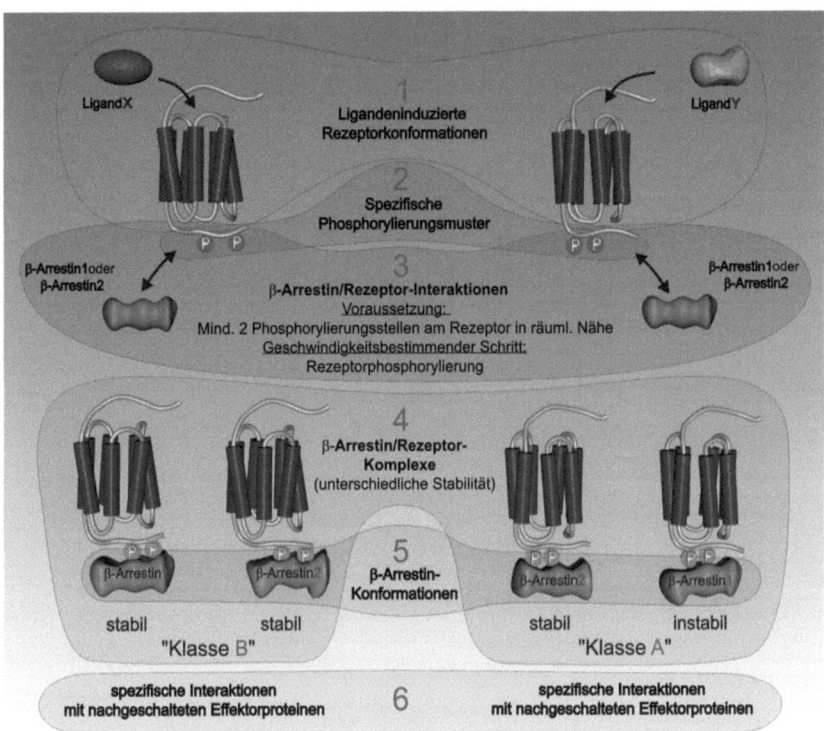

Abbildung 51: Schematische Darstellung ligandeninduzierter β-Arrestin/Rezeptor-Interaktion. Abkürzung: Ligand X bzw. Y, strukturell unterschiedliche GPCR-Liganden; P, phosphorylierte Aminosäure (hellblau), β-Arrestin, β-Arrestin1/2 (grün)

Aus den fünf Abschnitten dieser Arbeit (4.1-4.5) könnte man folgendes Szenario ligandenbedingter β-Arrestin/Rezeptor-Interaktion herleiten (**Abbildung 51**):

Binden strukturell unterschiedliche Liganden an einen Rezeptor induzieren bzw. stabilisieren diese definierte Rezeptorkonformationen (**Abbildung 48 und 49**) 1, die vermutlich liganden- und zelltypspezifische Phosphorylierungsmuster aufweisen [297, 315, 319] 2.

Existieren mindestens zwei Phosphorylierungsstellen im C-Terminus des $β_2AR$ (zwischen Position 355 und 364) (Abschnitt II Ergebnisteil) bzw. des $P2Y_1R$ (S352, T358) (Abschnitt I Egebnisteil) in räumlicher Nähe zueinander 2, kann es je nach β-Arrestin-Subtyp und in Abhängigkeit vom verwendeten Liganden im Folgenden zu Interaktionen unterschiedlicher β-Arrestin- und Rezeptorstrukturen 3 und somit zur Ausbildung unterschiedlich stabiler β-Arrestin/Rezeptor-Komplexe kommen („Klasse A bzw. B Rezeptoren"; **Abbildung 40**) 4.

- 109 -

Als der geschwindigkeitsbestimmende Schritt der β-Arrestin/Rezeptor-Interaktion wurde die Phosphorylierung 2 des jeweiligen Rezeptors identifiziert [136]. Diese bleibt für mindestens acht Minuten nach Stimulation erhalten und bedingt die Beschleunigung der β-Arrestin/Rezeptor-Interaktion in Folge multipler Stimuli (**Abbildung 31**).

In Abhängigkeit der Konformation, sowie des liganden- und zelltypabhängigen Phosphorylierungsmusters des jeweiligen Rezeptors, kann es darüber hinaus auch zu Konformationsänderungen im β-Arrestin-Molekül kommen [112, 140] 5.

Die Ausbildung definierter β-Arrestin/Rezeptor-Komplexe führt zur spezifischen Bindung und Aktivierung nachgeschalteter Effektorproteine [172] 6 und im Folgenden zu ligandenspezifischen Signalmustern (**Abschnitt 37, 38, 42**).

6 Zusammenfassung/Summary

6.1 Zusammenfassung

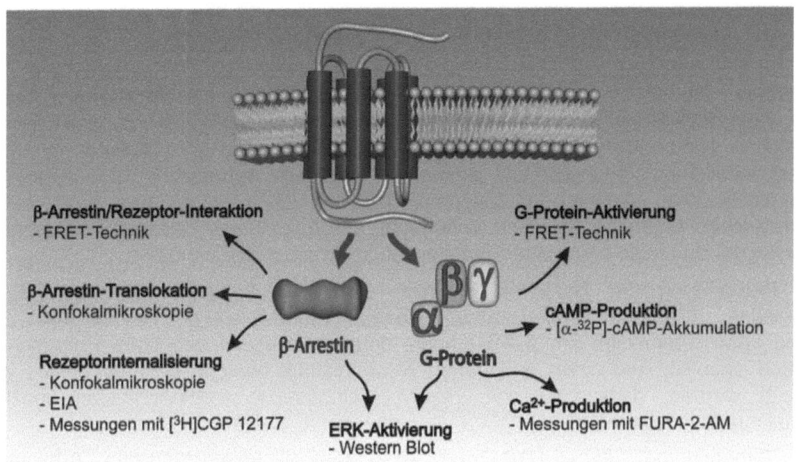

Abbildung 51: Schematische Darstellung der in der vorliegenden Arbeit untersuchten β-Arrestin- und G-Protein-abhängigen Signaleffekte sowie der zur Analyse verwendeten Methoden. Durch Liganden stimulierte GPCR (blau) besitzen die Fähigkeit sowohl mit heterotrimeren G-Proteinen als auch β-Arrestinen zu interagieren. Einige der in Folge aktivierten G-Protein-vermittelten bzw. G-Protein-unabhängigen, β-Arrestin-vermittelten Signaleffekte, die in der vorliegenden Arbeit untersucht wurden, sind genannt. Die unter dem jeweiligen Signaleffekt mit Spiegelstrichen angegebenen Methoden wurden jeweils zur Analyse verwendet. **Abkürzungen:** α, βγ, α-, bzw. βγ-Untereinheit eines heterotrimeren G-Proteins.

Die Bedeutung der β-Arrestine als multifunktionelle Adapterproteine GPCR-vermittelter Signaltransduktion hat in den letzten Jahren immer mehr zugenommen. In der vorliegenden Arbeit lag der Schwerpunkt auf der Untersuchung der **molekularen Basis** und der **Ligandenabhängigkeit** sowohl **der β-Arrestin/Rezeptor-Interaktion** als auch β-Arrestin-(un-)abhängiger Signaltransduktionsmechanismen (**Abbildung 51**).

Im ersten Teil wurde der Einfluß potentieller Phosphorylierungsstellen im C-Terminus des $β_2AR$ bzw. im C-Terminus und der TM3 des $P2Y_1R$ auf die agonisteninduzierte β-Arrestin/Rezeptor-Interaktion, Internalisierung und Desensibilisierung untersucht.

Durch Mutationsanalysen konnten Ser 352/Thr 358 im distalen C-Terminus des **P2Y₁R** als Schlüsselstellen der β-Arrestin-Translokation und Internalisierung identifiziert werden, während ein oder mehrere Phosphorylierungsstellen im proximalen P2Y₁R C-Terminus die molekulare Grundlage der Rezeptordesensibilisierung darstellen. Darüber hinaus machte die Anwendung verschiedener PKC- oder CaMK-Inhibitoren sowie der Einsatz des PKC-Aktivators PMA deutlich, dass die P2Y₁R-Desensibilisierung und β-Arrestin-Translokation durch unterschiedliche Kinasen kontrolliert werden.

Zudem konnte mit Hilfe der FRET-Technik gezeigt werden, dass die Phosphorylierungsstellen zwischen den Positionen 355 und 364 im proximalen **β₂AR** C-Terminus essentielle Bereiche der β-Arrestin-Translokation darstellen.

Im zweiten Teil der vorliegenden Arbeit wurden Agonisten am **β₂-adrenergen Rezeptor** bzw. dem **P2Y₂R** auf ihre Fähigkeit hin untersucht verschiedene mit dem jeweiligen Rezeptor verknüpfte G-Protein- bzw. β-Arrestin-Funktionen (**Abbildung 51**) in unterschiedlichem Ausmaß zu aktivieren („**biased agonism**"). Da eine solche ligandenselektive Aktivierung rezeptorvermittelter Signalwege bis dato nur mit synthetischen Liganden detailliert untersucht wurde, galt das besondere Interesse der Analyse der durch die endogenen Substanzen induzierten Signalmuster.

Die Betrachtung der Noradrenalin- bzw. Adrenalin-induzierten β-Arrestin/Rezeptor-Interaktion, β-Arrestin2-Translokation, Rezeptorinternalisierung, G-Protein-Aktivierung sowie cAMP-Produktion am **β₂AR** machte deutlich, dass es sich beim Phänomen des „biased agonism" um einen endogenen Mechanismus handelt. Darüber hinaus konnte gezeigt werden, dass auch zur Tokolyse eingesetzte β₂AR-Agonisten spezifische Signalmuster induzieren.

Die Beobachtung, dass UTP und ATP sowohl unterschiedliche β-Arrestin1/2-Translokations- als auch ERK-Aktivierungsmuster am **P2Y₂R** induzieren bestärkte das Konzept des „biased agonism" als endogenes Phänomen. Das ligandenabhängige β-Arrestin-Translokationsverhalten des P2Y₂R ließ zudem die agonistenbedingte Zuteilung des Rezeptors zu den „Klasse A" oder „Klasse B" Rezeptoren zu.

Die detaillierte Untersuchung agonisteninduzierter Rezeptor/Effektor-Interaktionen und Signalmuster dürfte helfen die Anwendung klinisch relevanter Substanzen zu optimieren.

6.2 Summary

In recent years, the significance of β-arrestins as multifunctional adapter proteins of GPCR-mediated signal transduction has steadily been increasing. In this thesis the main focus is to research the **molecular basis** and the **ligand dependence** of the **β-arrestin recruitment** as well as β-arrestin-(in-)dependent signal transduction mechanisms (**figure 51**).

In the first part, the influence of potential phosphorylation sites in the C-terminus of the **β₂AR** or the C-terminus and the TM3 of the **P2Y₁R**, respectively, on the agonist-induced β-arrestin2/receptor-interaction, receptor internalization and desensitization was examined.

Zusammenfassung/Summary

Using mutation analysis, Ser 352 and Thr 358 were identified as key points of the β-arrestin2 translocation and receptor internalization in the distal C-terminus of the **P2Y$_1$R**. In contrast, one or more phosphorylation sites in the proximal P2Y$_1$R C-terminus represent the molecular basis of receptor desensitization. In addition, the use of different PKC- or CaMK inhibitors and the application of the PKC activator PMA made it clear that the P2Y$_1$R desensitization and β-arrestin translocation are controlled by different kinases.

Using the FRET technique we were able to show that the phosphorylation sites between position 355 and 364 in the proximal C-terminus of the **β$_2$AR** represent essential areas of the β-arrestin2 translocation.

In the second part of the study at hand, agonists of the **β$_2$AR** or the **P2Y$_2$R** were examined with respect to their ability to activate distinct receptor associated G-protein or β-arrestin functions (**figure 51**) to varying degrees (**"biased agonism"**). Since this kind of ligand-selective activation of receptor-mediated signaling pathways has only been studied in detail with synthetic ligands to this day, special interest in the analysis of the signaling pattern induced by the endogenous substances was taken.

The analysis of norepinephrine- or epinephrine-induced β-arrestin/receptor interaction, β-arrestin translocation, receptor internalization, G-protein activation and cAMP production at the **β$_2$AR** made clear that "biased agonism" is an endogenous phenomenon. Moreover, it has also been shown that β$_2$AR agonists used for tocolysis induced a specific signaling pattern.

The observation that UTP and ATP both induce different β-arrestin translocation as well as ERK activation patterns at the **P2Y$_2$R** confirmed the concept of "biased agonism" as an endogenous phenomenon. The ligand dependent β-arrestin behavior of the P2Y$_2$R also allowed the allocation of the receptor to the "class A" or "class B" receptors depending on the agonist used for stimulation.

The detailed testing of agonist induced receptor/effector interactions and signaling pattern could help to optimize the application of clinically relevant substances.

7 Abkürzungsverzeichnis

A   Adrenalin
AC   Adenylatzyklase
ADP   Adenosin-5´-diphosphat
ATP   Adenosin-5´-triphosphat
AP-2   Adapterprotein2, β-Adaptin
a.u.   „arbitrary units"
APS   Ammoniumperoxodisulfat
Arg   Arginin
AS   Aminosäure
$β_2AR$ beta2-adrenerger Rezeptor
cAMP   cyclisches Adenosinmonophosphat
CaMK Ca^{2+}/Calmodulin-abhängige -Kinase
CCV   Clathrin coated vesicle ("Stachelsaumgrübchen")
Cer   Cerulean
CFP   „Cyan Fluorescent Protein"
CHO Zellen   Ovarzellen des chinesischen Hamsters
COMPT   Katecholamin-O-Methyltransferase
C-Terminus   Carboxy(-l)-Terminus
DMEM   „Dulbecco´s Modified Eagle´s Medium"
DMSO   Dimethylsulfoxid
DNA/DNS   "desoxyribonucleic acid"/ Desoxyribonukleinsäure
DPBS   „Dulbecco´s Phosphate Buffered Saline"
E. coli   Escherichia coli
ECL   „Enhanced Chemoluminescence"
EDTA   Ethylendiamintetraacetat
EIA   Enzymgekoppelter Immunadsorptionstest
EL   „Extracellular Loop" = extrazelluläre Schleife
ERK   Extracellulär Signal-regulierte Kinase
eYFP/eCFP   „enhanced" YFP/CFP
FCS   Fötales Kälberserum
Feno   Fenoterol

Abkürzungsverzeichnis

FRET Fluoreszenz (Förster)-Resonanz-Energie-Transfer
Fura-2/AM Fura-2 /Acetoxymethyl Ester
GDP Guanosindiphosphat
GRK G-Protein-gekoppelte Rezeptorkinase
GTP Guanosintriphosphat
GFP „Green Fluorescent Protein"
Gi Guaninnucleotid-bindendes Protein, inhibierend
GPCR G-Protein-gekoppelter Rezeptor
Gs Guaninnucleotid-bindendes Protein, stimulierend
[^{3}H] Tritium
[^{3}H]CGP12177 (±)-[^{3}H]4-(3-tertiärbutylamino-2-hydroxypropoxy)-benzimidazol-2-on hydrochlorid)
HEK-Zellen „Human Embryonic Kidney Cells"
HEPES 2-(4-(2-Hydroxyethyl)-1-piperazinyl)-ethansulfonsäure
HRP „Horseradish Peroxidase" (Meerrettichperoxidase)
IL „Intracellular Loop" = intrazelluläre Schleife
Iso Isoproterenol
LB-Medium „Lysogeny Broth"-Medium
MAO Monoaminoxidase
MAPK „Mitogen-activated Protein Kinase"
min Minuten
NA Noradrenalin
NC-IUPHAR Interational Union of Pharmacology
N-Terminus Aminoterminus
OD optische Dichte
PAGE Polyacrylamidgelelektrophorese
PBS „Phosphate Buffered Saline"
PCR „Polymerase Chain Reaction" (Polymerasekettenreaktion)
PD Phosphorylierungsdefizient
PDE Phosphodiesterase
PEI Polyethylenimin
PKA Proteinkinase C
PKA Proteinkinase A
PLC PLC Phospholipasen
PMA phorbol 12-myristate 13-acetate

P2Y$_{1,2}$	metabotroper, prurinerger Rezeptor; gehört zu einer Unterfamilie der P2-Rezeptoren
R	Rezeptor(en)
R^{1,2,3,*}	Rezeptorzustände
R0	Förster Distanz
ROI	„Region of Interest"
RT	Raumtemperatur
S	Serin
S.E.	„Standard Error" (Standardfehler)
SDS	„Sodium Dodecylsulfate" (Natriumdodecylsulfat)
Ser	Serin
t$_{½}$	Halbwertszeit
T	Threonin
TAE-Puffer	Tris-Acetat-EDTA-Puffer
Temed	N,N,N´,N´-Tetramethylethan-1,2-diamin
Terb	Terbutalin
Thr	Threonin
TM	Transmembrandomäne
TRIS	2-Amino-2-(hydroxymethyl)-propran-1,3-diol
Tyr	Tyrosin
UDP	Uridin-5´-diphosphat
UE	Untereinheit
UTP	Uridin-5´-triphosphat
(v/v)	Volumen pro Volumen
vs.	versus
(w/v)	Masse pro Volumen
WT	Wildtyp
YFP	„Yellow Fluorescent Protein"
ZnAc	Zinkacetat
ZNS	zentrales Nervensystem
λ	Wellenlänge
τ	Geschwindigkeitskonstante (t$_{½}$ × ln2)

8 Anhang

8.1 Strukturformeln

Substanzname (IUPAC)	Strukturformel
(R)-(-)-Isoproterenol (eingesetzt als Hydrochlorid) (4-[1-Hydroxy-2-(isopropylamino)ethyl]benzen-1,2-diol)	
(R)-(-)-Adrenalin (eingesetzt als Bitartrat) (R)-4-[1-Hydroxy-2-(methylamino)ethyl]benzen-1,2-diol	
(R)-(-)Noradrenalin (eingesetzt als Bitartrat) 4-[(1R)-2-Amino-1-hydroxyethyl] benzen-1,2-diol	
Fenoterol (RR)- (oben) und (SS)-Enantiomer (unten) (eingesetzt als Hydrobromid) 5-[1-Hydroxy-2-[1-(4-hydroxyphenyl)propan-2-ylamino]ethyl]benzen-1,3-diol	
(R)-(-)Terbutalin (eingesetzt als Hemisulfat) 5-[2-(Tert-butylamino)-1-hydroxyethyl]benzen-1,3-diol	
UTP (eingesetzt als Trinatriumsalz) [5-(2,4-dioxopyrimidin-1-yl)- 3,4-dihydroxyoxolan-2-yl]methyl (hydroxyphosphonooxyphosphoryl) hydrogenphosphat	

Anhang

Substanzname (IUPAC)	Strukturformel
ATP (eingesetzt als Dinatriumsalz) [(2R,3S,4R,5R)-5-(6-aminopurin-9-yl)-3,4-dihydroxyoxolan-2-yl]methyl(hydroxy-phosphonooxyphosphoryl)hydrogen phosphat	
ADP (eingesetzt als Natriumsalz) Adenosin 5'-(trihydrogen diphosphat)	
2-MeSADP (eingesezt als Trinatriumsalz Hydrat) 2-(Methylthio)adenosin-5'-(trihydrogen diphosphat) trinatrium salz	

9 Referenzen

1. Takeda, S., et al., *Identification of G protein-coupled receptor genes from the human genome sequence.* FEBS Lett, 2002. **520**(1-3): p. 97-101.
2. Lagerstrom, M.C. and H.B. Schioth, *Structural diversity of G protein-coupled receptors and significance for drug discovery.* Nat Rev Drug Discov, 2008. **7**(4): p. 339-57.
3. Brink, C.B., et al., *Recent advances in drug action and therapeutics: relevance of novel concepts in G-protein-coupled receptor and signal transduction pharmacology.* Br J Clin Pharmacol, 2004. **57**(4): p. 373-87.
4. Kolakowski, L.F., Jr., *GCRDb: a G-protein-coupled receptor database.* Receptors Channels, 1994. **2**(1): p. 1-7.
5. Foord, S.M., et al., *International Union of Pharmacology. XLVI. G protein-coupled receptor list.* Pharmacol Rev, 2005. **57**(2): p. 279-88.
6. Kobilka, B., *Adrenergic receptors as models for G protein-coupled receptors.* Annu Rev Neurosci, 1992. **15**: p. 87-114.
7. Caron, M.G. and R.J. Lefkowitz, *Catecholamine receptors: structure, function, and regulation.* Recent Prog Horm Res, 1993. **48**: p. 277-90.
8. Strosberg, A.D., *Structure, function, and regulation of adrenergic receptors.* Protein Sci, 1993. **2**(8): p. 1198-209.
9. Strosberg, A.D., *Structure-function analysis of the three beta-adrenergic catecholamine receptors.* Psychopharmacol Ser, 1993. **10**: p. 9-14.
10. Milligan, G., P. Svoboda, and C.M. Brown, *Why are there so many adrenoceptor subtypes?* Biochem Pharmacol, 1994. **48**(6): p. 1059-71.
11. Probst, W.C., et al., *Sequence alignment of the G-protein coupled receptor superfamily.* DNA Cell Biol, 1992. **11**(1): p. 1-20.
12. Dohlman, H.G., et al., *Model systems for the study of seven-transmembrane-segment receptors.* Annu Rev Biochem, 1991. **60**: p. 653-88.
13. Bockaert, J. and J.P. Pin, *Molecular tinkering of G protein-coupled receptors: an evolutionary success.* EMBO J, 1999. **18**(7): p. 1723-9.
14. Dohlman, H.G., M.G. Caron, and R.J. Lefkowitz, *A family of receptors coupled to guanine nucleotide regulatory proteins.* Biochemistry, 1987. **26**(10): p. 2657-64.
15. Grossmann, M., et al., *A rational design strategy for protein hormone superagonists.* Nat Biotechnol, 1998. **16**(9): p. 871-5.
16. Schertler, G.F., C. Villa, and R. Henderson, *Projection structure of rhodopsin.* Nature, 1993. **362**(6422): p. 770-2.
17. Krebs, A., et al., *Characterisation of an improved two-dimensional p22121 crystal from bovine rhodopsin.* J Mol Biol, 1998. **282**(5): p. 991-1003.
18. Baldwin, J.M., G.F. Schertler, and V.M. Unger, *An alpha-carbon template for the transmembrane helices in the rhodopsin family of G-protein-coupled receptors.* J Mol Biol, 1997. **272**(1): p. 144-64.
19. Rasmussen, S.G., et al., *Crystal structure of the human beta2 adrenergic G-protein-coupled receptor.* Naturo, 2007. **450**(7168): p. 383-7.

Referenzen

20. Cherezov, V., et al., *High-resolution crystal structure of an engineered human beta2-adrenergic G protein-coupled receptor.* Science, 2007. **318**(5854): p. 1258-65.
21. Rosenbaum, D.M., et al., *GPCR engineering yields high-resolution structural insights into beta2-adrenergic receptor function.* Science, 2007. **318**(5854): p. 1266-73.
22. Mustafi, D. and K. Palczewski, *Topology of class A G protein-coupled receptors: insights gained from crystal structures of rhodopsins, adrenergic and adenosine receptors.* Mol Pharmacol, 2009. **75**(1): p. 1-12.
23. Rosenbaum, D.M., S.G. Rasmussen, and B.K. Kobilka, *The structure and function of G-protein-coupled receptors.* Nature, 2009. **459**(7245): p. 356-63.
24. Palczewski, K., et al., *Crystal structure of rhodopsin: A G protein-coupled receptor.* Science, 2000. **289**(5480): p. 739-45.
25. Okada, T., et al., *The retinal conformation and its environment in rhodopsin in light of a new 2.2 A crystal structure.* J Mol Biol, 2004. **342**(2): p. 571-83.
26. Li, J., et al., *Structure of bovine rhodopsin in a trigonal crystal form.* J Mol Biol, 2004. **343**(5): p. 1409-38.
27. Standfuss, J., et al., *Crystal structure of a thermally stable rhodopsin mutant.* J Mol Biol, 2007. **372**(5): p. 1179-88.
28. Park, J.H., et al., *Crystal structure of the ligand-free G-protein-coupled receptor opsin.* Nature, 2008. **454**(7201): p. 183-7.
29. Scheerer, P., et al., *Crystal structure of opsin in its G-protein-interacting conformation.* Nature, 2008. **455**(7212): p. 497-502.
30. Hanson, M.A., et al., *A specific cholesterol binding site is established by the 2.8 A structure of the human beta2-adrenergic receptor.* Structure, 2008. **16**(6): p. 897-905.
31. Warne, T., et al., *Structure of a beta1-adrenergic G-protein-coupled receptor.* Nature, 2008. **454**(7203): p. 486-91.
32. Jaakola, V.P., et al., *The 2.6 angstrom crystal structure of a human A2A adenosine receptor bound to an antagonist.* Science, 2008. **322**(5905): p. 1211-7.
33. Murakami, M. and T. Kouyama, *Crystal structure of squid rhodopsin.* Nature, 2008. **453**(7193): p. 363-7.
34. Shimamura, T., et al., *Crystal structure of squid rhodopsin with intracellularly extended cytoplasmic region.* J Biol Chem, 2008. **283**(26): p. 17753-6.
35. Schwartz, T.W. and W.L. Hubbell, *Structural biology: A moving story of receptors.* Nature, 2008. **455**(7212): p. 473-4.
36. Sheikh, S.P., et al., *Rhodopsin activation blocked by metal-ion-binding sites linking transmembrane helices C and F.* Nature, 1996. **383**(6598): p. 347-50.
37. Elling, C.E., et al., *Metal ion site engineering indicates a global toggle switch model for seven-transmembrane receptor activation.* J Biol Chem, 2006. **281**(25): p. 17337-46.
38. Javitch, J.A., et al., *Constitutive activation of the beta2 adrenergic receptor alters the orientation of its sixth membrane-spanning segment.* J Biol Chem, 1997. **272**(30): p. 18546-9.
39. Rasmussen, S.G., et al., *Mutation of a highly conserved aspartic acid in the beta2 adrenergic receptor: constitutive activation, structural instability, and conformational rearrangement of transmembrane segment 6.* Mol Pharmacol, 1999. **56**(1): p. 175-84.

40. Yao, X., et al., *Coupling ligand structure to specific conformational switches in the beta2-adrenoceptor.* Nat Chem Biol, 2006. **2**(8): p. 417-22.

41. Shi, L., et al., *Beta2 adrenergic receptor activation. Modulation of the proline kink in transmembrane 6 by a rotamer toggle switch.* J Biol Chem, 2002. **277**(43): p. 40989-96.

42. Ghanouni, P., et al., *Functionally different agonists induce distinct conformations in the G protein coupling domain of the beta 2 adrenergic receptor.* J Biol Chem, 2001. **276**(27): p. 24433-6.

43. Jensen, A.D., et al., *Agonist-induced conformational changes at the cytoplasmic side of transmembrane segment 6 in the beta 2 adrenergic receptor mapped by site-selective fluorescent labeling.* J Biol Chem, 2001. **276**(12): p. 9279-90.

44. Farrens, D.L., et al., *Requirement of rigid-body motion of transmembrane helices for light activation of rhodopsin.* Science, 1996. **274**(5288): p. 768-70.

45. Vogel, R., et al., *Functional role of the "ionic lock"--an interhelical hydrogen-bond network in family A heptahelical receptors.* J Mol Biol, 2008. **380**(4): p. 648-55.

46. Swaminath, G., et al., *Probing the beta2 adrenoceptor binding site with catechol reveals differences in binding and activation by agonists and partial agonists.* J Biol Chem, 2005. **280**(23): p. 22165-71.

47. Swaminath, G., et al., *Sequential binding of agonists to the beta2 adrenoceptor. Kinetic evidence for intermediate conformational states.* J Biol Chem, 2004. **279**(1): p. 686-91.

48. Bhattacharya, S., et al., *Ligand-stabilized conformational states of human beta(2) adrenergic receptor: insight into G-protein-coupled receptor activation.* Biophys J, 2008. **94**(6): p. 2027-42.

49. Dror, R.O., et al., *Identification of two distinct inactive conformations of the beta2-adrenergic receptor reconciles structural and biochemical observations.* Proc Natl Acad Sci U S A, 2009. **106**(12): p. 4689-94.

50. Del Carmine, R., et al., *"Induced-fit" mechanism for catecholamine binding to the beta2-adrenergic receptor.* Mol Pharmacol, 2004. **66**(2): p. 356-63.

51. Gether, U. and B.K. Kobilka, *G protein-coupled receptors. II. Mechanism of agonist activation.* J Biol Chem, 1998. **273**(29): p. 17979-82.

52. Schwartz, T.W., et al., *Molecular mechanism of 7TM receptor activation--a global toggle switch model.* Annu Rev Pharmacol Toxicol, 2006. **46**: p. 481-519.

53. De Lean, A., J.M. Stadel, and R.J. Lefkowitz, *A ternary complex model explains the agonist-specific binding properties of the adenylate cyclase-coupled beta-adrenergic receptor.* J Biol Chem, 1980. **255**(15): p. 7108-17.

54. Samama, P., et al., *A mutation-induced activated state of the beta 2-adrenergic receptor. Extending the ternary complex model.* J Biol Chem, 1993. **268**(7): p. 4625-36.

55. Benovic, J.L., et al., *beta-Adrenergic receptor kinase. Activity of partial agonists for stimulation of adenylate cyclase correlates with ability to promote receptor phosphorylation.* J Biol Chem, 1988. **263**(8): p. 3893-7.

56. Bond, R.A., et al., *Physiological effects of inverse agonists in transgenic mice with myocardial overexpression of the beta 2-adrenoceptor.* Nature, 1995. **374**(6519): p. 272-6.

57. Chidiac, P., et al., *Inverse agonist activity of beta-adrenergic antagonists.* Mol Pharmacol, 1994. **45**(3): p. 490-9.

58. Kenakin, T., *Agonist-receptor efficacy. II. Agonist trafficking of receptor signals.* Trends Pharmacol Sci, 1995. **16**(7): p. 232-8.

59. Mukhopadhyay, S. and A.C. Howlett, *Chemically distinct ligands promote differential CB1 cannabinoid receptor-Gi protein interactions.* Mol Pharmacol, 2005. **67**(6): p. 2016-24.
60. Wiens, B.L., C.S. Nelson, and K.A. Neve, *Contribution of serine residues to constitutive and agonist-induced signaling via the D2S dopamine receptor: evidence for multiple, agonist-specific active conformations.* Mol Pharmacol, 1998. **54**(2): p. 435-44.
61. Mhaouty-Kodja, S., et al., *Constitutively active alpha-1b adrenergic receptor mutants display different phosphorylation and internalization features.* Mol Pharmacol, 1999. **55**(2): p. 339-47.
62. Lefkowitz, R.J. and S.K. Shenoy, *Transduction of receptor signals by beta-arrestins.* Science, 2005. **308**(5721): p. 512-7.
63. Luttrell, L.M. and R.J. Lefkowitz, *The role of beta-arrestins in the termination and transduction of G-protein-coupled receptor signals.* J Cell Sci, 2002. **115**(Pt 3): p. 455-65.
64. Azzi, M., et al., *Beta-arrestin-mediated activation of MAPK by inverse agonists reveals distinct active conformations for G protein-coupled receptors.* Proc Natl Acad Sci U S A, 2003. **100**(20): p. 11406-11.
65. Spengler, D., et al., *Differential signal transduction by five splice variants of the PACAP receptor.* Nature, 1993. **365**(6442): p. 170-5.
66. Kilts, J.D., et al., *Functional selectivity of dopamine receptor agonists. II. Actions of dihydrexidine in D2L receptor-transfected MN9D cells and pituitary lactotrophs.* J Pharmacol Exp Ther, 2002. **301**(3): p. 1179-89.
67. Mottola, D.M., et al., *Functional selectivity of dopamine receptor agonists. I. Selective activation of postsynaptic dopamine D2 receptors linked to adenylate cyclase.* J Pharmacol Exp Ther, 2002. **301**(3): p. 1166-78.
68. Kenakin, T., *Ligand-selective receptor conformations revisited: the promise and the problem.* Trends Pharmacol Sci, 2003. **24**(7): p. 346-54.
69. Hoffmann, C., et al., *Conformational changes in G-protein-coupled receptors-the quest for functionally selective conformations is open.* Br J Pharmacol, 2008. **153 Suppl 1**: p. S358-66.
70. Kenakin, T., *Drug efficacy at G protein-coupled receptors.* Annu Rev Pharmacol Toxicol, 2002. **42**: p. 349-79.
71. Urban, J.D., et al., *Functional selectivity and classical concepts of quantitative pharmacology.* J Pharmacol Exp Ther, 2007. **320**(1): p. 1-13.
72. Hamm, H.E., *The many faces of G protein signaling.* J Biol Chem, 1998. **273**(2): p. 669-72.
73. Ransnas, L.A. and P.A. Insel, *Subunit dissociation is the mechanism for hormonal activation of the Gs protein in native membranes.* J Biol Chem, 1988. **263**(33): p. 17239-42.
74. Lambright, D.G., et al., *The 2.0 A crystal structure of a heterotrimeric G protein.* Nature, 1996. **379**(6563): p. 311-9.
75. Sunahara, R.K., C.W. Dessauer, and A.G. Gilman, *Complexity and diversity of mammalian adenylyl cyclases.* Annu Rev Pharmacol Toxicol, 1996. **36**: p. 461-80.
76. Clapham, D.E. and E.J. Neer, *G protein beta gamma subunits.* Annu Rev Pharmacol Toxicol, 1997. **37**: p. 167-203.
77. Schneider, T., P. Igelmund, and J. Hescheler, *G protein interaction with K+ and Ca2+ channels.* Trends Pharmacol Sci, 1997. **18**(1): p. 8-11.

78. Morris, A.J. and S. Scarlata, *Regulation of effectors by G-protein alpha- and beta gamma-subunits. Recent insights from studies of the phospholipase c-beta isoenzymes.* Biochem Pharmacol, 1997. **54**(4): p. 429-35.

79. Clapham, D.E. and E.J. Neer, *New roles for G-protein beta gamma-dimers in transmembrane signalling.* Nature, 1993. **365**(6445): p. 403-6.

80. Gilman, A.G., *G proteins: transducers of receptor-generated signals.* Annu Rev Biochem, 1987. **56**: p. 615-49.

81. Hein, P. and M. Bunemann, *Coupling mode of receptors and G proteins.* Naunyn Schmiedebergs Arch Pharmacol, 2009. **379**(5): p. 435-43.

82. Seifert, R., et al., *Examining the efficiency of receptor/G-protein coupling with a cleavable beta2-adrenoceptor-gsalpha fusion protein.* Eur J Biochem, 1999. **260**(3): p. 661-6.

83. Ray, K., et al., *Isolation of cDNA clones encoding eight different human G protein gamma subunits, including three novel forms designated the gamma 4, gamma 10, and gamma 11 subunits.* J Biol Chem, 1995. **270**(37): p. 21765-71.

84. Simon, M.I., M.P. Strathmann, and N. Gautam, *Diversity of G proteins in signal transduction.* Science, 1991. **252**(5007): p. 802-8.

85. Matthes, H., et al., *Functional selectivity of orphanin FQ for its receptor coexpressed with potassium channel subunits in Xenopus laevis oocytes.* Mol Pharmacol, 1996. **50**(3): p. 447-50.

86. Brzostowski, J.A. and A.R. Kimmel, *Signaling at zero G: G-protein-independent functions for 7-TM receptors.* Trends Biochem Sci, 2001. **26**(5): p. 291-7.

87. Rajagopal, K., R.J. Lefkowitz, and H.A. Rockman, *When 7 transmembrane receptors are not G protein-coupled receptors.* J Clin Invest, 2005. **115**(11): p. 2971-4.

88. Heuss, C., et al., *G-protein-independent signaling mediated by metabotropic glutamate receptors.* Nat Neurosci, 1999. **2**(12): p. 1070-7.

89. Hausdorff, W.P., et al., *Two kinases mediate agonist-dependent phosphorylation and desensitization of the beta 2-adrenergic receptor.* Symp Soc Exp Biol, 1990. **44**: p. 225-40.

90. Lefkowitz, R.J., W.P. Hausdorff, and M.G. Caron, *Role of phosphorylation in desensitization of the beta-adrenoceptor.* Trends Pharmacol Sci, 1990. **11**(5): p. 190-4.

91. Seibold, A., et al., *Localization of the sites mediating desensitization of the beta(2)-adrenergic receptor by the GRK pathway.* Mol Pharmacol, 2000. **58**(5): p. 1162-73.

92. Kara, E., et al., *A phosphorylation cluster of five serine and threonine residues in the C-terminus of the follicle-stimulating hormone receptor is important for desensitization but not for beta-arrestin-mediated ERK activation.* Mol Endocrinol, 2006. **20**(11): p. 3014-26.

93. Mendez, A., et al., *Rapid and reproducible deactivation of rhodopsin requires multiple phosphorylation sites.* Neuron, 2000. **28**(1): p. 153-64.

94. Liu, Q., et al., *Distinct phosphorylation sites in the SST2A somatostatin receptor control internalization, desensitization, and arrestin binding.* Mol Pharmacol, 2008. **73**(2): p. 292-304.

95. Kim, K.M., et al., *Differential regulation of the dopamine D2 and D3 receptors by G protein-coupled receptor kinases and beta-arrestins.* J Biol Chem, 2001. **276**(40): p. 37409-14.

96. Nakamura, K., R.W. Hipkin, and M. Ascoli, *The agonist-induced phosphorylation of the rat follitropin receptor maps to the first and third intracellular loops.* Mol Endocrinol, 1998. **12**(4): p. 580-91.

Referenzen

97. Nakamura, K., et al., *Signaling and phosphorylation-impaired mutants of the rat follitropin receptor reveal an activation- and phosphorylation-independent but arrestin-dependent pathway for internalization.* J Biol Chem, 1998. **273**(38): p. 24346-54.

98. Paxton, W.G., et al., *The angiotensin II AT1 receptor is tyrosine and serine phosphorylated and can serve as a substrate for the src family of tyrosine kinases.* Biochem Biophys Res Commun, 1994. **200**(1): p. 260-7.

99. Ferguson, S.S., et al., *G-protein-coupled receptor kinases and arrestins: regulators of G-protein-coupled receptor sequestration.* Biochem Soc Trans, 1996. **24**(4): p. 953-9.

100. Hausdorff, W.P., et al., *Phosphorylation sites on two domains of the beta 2-adrenergic receptor are involved in distinct pathways of receptor desensitization.* J Biol Chem, 1989. **264**(21): p. 12657-65.

101. Lohse, M.J., et al., *Multiple pathways of rapid beta 2-adrenergic receptor desensitization. Delineation with specific inhibitors.* J Biol Chem, 1990. **265**(6): p. 3202-11.

102. Lefkowitz, R.J., *G protein-coupled receptor kinases.* Cell, 1993. **74**(3): p. 409-12.

103. Krupnick, J.G. and J.L. Benovic, *The role of receptor kinases and arrestins in G protein-coupled receptor regulation.* Annu Rev Pharmacol Toxicol, 1998. **38**: p. 289-319.

104. Bouvier, M., et al., *Removal of phosphorylation sites from the beta 2-adrenergic receptor delays onset of agonist-promoted desensitization.* Nature, 1988. **333**(6171): p. 370-3.

105. Benovic, J.L., et al., *Beta-adrenergic receptor kinase: identification of a novel protein kinase that phosphorylates the agonist-occupied form of the receptor.* Proc Natl Acad Sci U S A, 1986. **83**(9): p. 2797-801.

106. Benovic, J.L., et al., *Cloning, expression, and chromosomal localization of beta-adrenergic receptor kinase 2. A new member of the receptor kinase family.* J Biol Chem, 1991. **266**(23): p. 14939-46.

107. Pitcher, J.A., N.J. Freedman, and R.J. Lefkowitz, *G protein-coupled receptor kinases.* Annu Rev Biochem, 1998. **67**: p. 653-92.

108. Benovic, J.L., et al., *Beta-adrenergic receptor kinase: primary structure delineates a multigene family.* Science, 1989. **246**(4927): p. 235-40.

109. Fam, S.R., et al., *Differential frequency dependence of P2Y1- and P2Y2- mediated Ca 2+ signaling in astrocytes.* J Neurosci, 2003. **23**(11): p. 4437-44.

110. Tulapurkar, M.E., et al., *Subtype specific internalization of P2Y1 and P2Y2 receptors induced by novel adenosine 5'-O-(1-boranotriphosphate) derivatives.* Br J Pharmacol, 2004. **142**(5): p. 869-78.

111. Mundell, S.J., et al., *Distinct roles for protein kinase C isoforms in regulating platelet purinergic receptor function.* Mol Pharmacol, 2006. **70**(3): p. 1132-42.

112. Tobin, A.B., A.J. Butcher, and K.C. Kong, *Location, location, location...site-specific GPCR phosphorylation offers a mechanism for cell-type-specific signalling.* Trends Pharmacol Sci, 2008. **29**(8): p. 413-20.

113. Gurevich, V.V. and E.V. Gurevich, *The structural basis of arrestin-mediated regulation of G-protein-coupled receptors.* Pharmacol Ther, 2006. **110**(3): p. 465-502.

114. Lohse, M.J., et al., *beta-Arrestin: a protein that regulates beta-adrenergic receptor function.* Science, 1990. **248**(4962): p. 1547-50.

115. Lohse, M.J., et al., *Receptor-specific desensitization with purified proteins. Kinase dependence and receptor specificity of beta-arrestin and arrestin in the beta 2-adrenergic receptor and rhodopsin systems.* J Biol Chem, 1992. **267**(12): p. 8558-64.

116. Lohse, M.J., *Molecular mechanisms of membrane receptor desensitization.* Biochim Biophys Acta, 1993. **1179**(2): p. 171-88.
117. Weiss, E.R., et al., *The cloning of GRK7, a candidate cone opsin kinase, from cone- and rod-dominant mammalian retinas.* Mol Vis, 1998. **4**: p. 27.
118. Gibbs, C.S. and M.J. Zoller, *Rational scanning mutagenesis of a protein kinase identifies functional regions involved in catalysis and substrate interactions.* J Biol Chem, 1991. **266**(14): p. 8923-31.
119. Shinohara, T., et al., *Primary and secondary structure of bovine retinal S antigen (48-kDa protein).* Proc Natl Acad Sci U S A, 1987. **84**(20): p. 6975-9.
120. Sterne-Marr, R., et al., *Polypeptide variants of beta-arrestin and arrestin3.* J Biol Chem, 1993. **268**(21): p. 15640-8.
121. Attramadal, H., et al., *Beta-arrestin2, a novel member of the arrestin/beta-arrestin gene family.* J Biol Chem, 1992. **267**(25): p. 17882-90.
122. Dawson, T.M., et al., *Beta-adrenergic receptor kinase-2 and beta-arrestin-2 as mediators of odorant-induced desensitization.* Science, 1993. **259**(5096): p. 825-9.
123. Kunapuli, P. and J.L. Benovic, *Cloning and expression of GRK5: a member of the G protein-coupled receptor kinase family.* Proc Natl Acad Sci U S A, 1993. **90**(12): p. 5588-92.
124. Benovic, J.L. and J. Gomez, *Molecular cloning and expression of GRK6. A new member of the G protein-coupled receptor kinase family.* J Biol Chem, 1993. **268**(26): p. 19521-7.
125. Scott, M.G., et al., *Differential nucleocytoplasmic shuttling of beta-arrestins. Characterization of a leucine-rich nuclear export signal in beta-arrestin2.* J Biol Chem, 2002. **277**(40): p. 37693-701.
126. Gurevich, V.V. and J.L. Benovic, *Visual arrestin binding to rhodopsin. Diverse functional roles of positively charged residues within the phosphorylation-recognition region of arrestin.* J Biol Chem, 1995. **270**(11): p. 6010-6.
127. Xiao, K., et al., *Activation-dependent conformational changes in {beta}-arrestin 2.* J Biol Chem, 2004. **279**(53): p. 55744-53.
128. Vishnivetskiy, S.A., et al., *How does arrestin respond to the phosphorylated state of rhodopsin?* J Biol Chem, 1999. **274**(17): p. 11451-4.
129. Hirsch, J.A., et al., *The 2.8 A crystal structure of visual arrestin: a model for arrestin's regulation.* Cell, 1999. **97**(2): p. 257-69.
130. Vishnivetskiy, S.A., et al., *An additional phosphate-binding element in arrestin molecule. Implications for the mechanism of arrestin activation.* J Biol Chem, 2000. **275**(52): p. 41049-57.
131. Vishnivetskiy, S.A., et al., *Transition of arrestin into the active receptor-binding state requires an extended interdomain hinge.* J Biol Chem, 2002. **277**(46): p. 43961-7.
132. Raman, D., et al., *The interaction with the cytoplasmic loops of rhodopsin plays a crucial role in arrestin activation and binding.* J Neurochem, 2003. **84**(5): p. 1040-50.
133. Gurevich, V.V. and J.L. Benovic, *Visual arrestin interaction with rhodopsin. Sequential multisite binding ensures strict selectivity toward light-activated phosphorylated rhodopsin.* J Biol Chem, 1993. **268**(16): p. 11628-38.
134. Benovic, J.L., et al., *Functional desensitization of the isolated beta-adrenergic receptor by the beta-adrenergic receptor kinase: potential role of an analog of the retinal protein arrestin (48-kDa protein).* Proc Natl Acad Sci U S A, 1987. **84**(24): p. 8879-82.

Referenzen

135. Pippig, S., et al., *Overexpression of beta-arrestin and beta-adrenergic receptor kinase augment desensitization of beta 2-adrenergic receptors.* J Biol Chem, 1993. **268**(5): p. 3201-8.

136. Krasel, C., et al., *Beta-arrestin binding to the beta2-adrenergic receptor requires both receptor phosphorylation and receptor activation.* J Biol Chem, 2005. **280**(10): p. 9528-35.

137. Kovoor, A., et al., *Targeted construction of phosphorylation-independent beta-arrestin mutants with constitutive activity in cells.* J Biol Chem, 1999. **274**(11): p. 6831-4.

138. Gurevich, V.V. and E.V. Gurevich, *The molecular acrobatics of arrestin activation.* Trends Pharmacol Sci, 2004. **25**(2): p. 105-11.

139. Feuerstein, S.E., et al., *Helix formation in arrestin accompanies recognition of photoactivated rhodopsin.* Biochemistry, 2009. **48**(45): p. 10733-42.

140. Shukla, A.K., et al., *Distinct conformational changes in beta-arrestin report biased agonism at seven-transmembrane receptors.* Proc Natl Acad Sci U S A, 2008. **105**(29): p. 9988-93.

141. Shenoy, S.K., et al., *beta-arrestin-dependent, G protein-independent ERK1/2 activation by the beta2 adrenergic receptor.* J Biol Chem, 2006. **281**(2): p. 1261-73.

142. Violin, J.D., X.R. Ren, and R.J. Lefkowitz, *G-protein-coupled receptor kinase specificity for beta-arrestin recruitment to the beta2-adrenergic receptor revealed by fluorescence resonance energy transfer.* J Biol Chem, 2006. **281**(29): p. 20577-88.

143. Benovic, J.L., et al., *Phosphorylation of the mammalian beta-adrenergic receptor by cyclic AMP-dependent protein kinase. Regulation of the rate of receptor phosphorylation and dephosphorylation by agonist occupancy and effects on coupling of the receptor to the stimulatory guanine nucleotide regulatory protein.* J Biol Chem, 1985. **260**(11): p. 7094-101.

144. Roth, N.S., et al., *Comparative rates of desensitization of beta-adrenergic receptors by the beta-adrenergic receptor kinase and the cyclic AMP-dependent protein kinase.* Proc Natl Acad Sci U S A, 1991. **88**(14): p. 6201-4.

145. Pitcher, J., et al., *Desensitization of the isolated beta 2-adrenergic receptor by beta-adrenergic receptor kinase, cAMP-dependent protein kinase, and protein kinase C occurs via distinct molecular mechanisms.* Biochemistry, 1992. **31**(12): p. 3193-7.

146. Bouvier, M., et al., *Regulation of adrenergic receptor function by phosphorylation. II. Effects of agonist occupancy on phosphorylation of alpha 1- and beta 2-adrenergic receptors by protein kinase C and the cyclic AMP-dependent protein kinase.* J Biol Chem, 1987. **262**(7): p. 3106-13.

147. Pippig, S., S. Andexinger, and M.J. Lohse, *Sequestration and recycling of beta 2-adrenergic receptors permit receptor resensitization.* Mol Pharmacol, 1995. **47**(4): p. 666-76.

148. Sakmar, T.P., *Rhodopsin: a prototypical G protein-coupled receptor.* Prog Nucleic Acid Res Mol Biol, 1998. **59**: p. 1-34.

149. Rapacciuolo, A., et al., *Protein kinase A and G protein-coupled receptor kinase phosphorylation mediates beta-1 adrenergic receptor endocytosis through different pathways.* J Biol Chem, 2003. **278**(37): p. 35403-11.

150. Mundell, S.J., et al., *Agonist-induced internalization of metabotropic glutamate receptor 1A: structural determinants for protein kinase C- and G protein-coupled receptor kinase-mediated internalization.* J Neurochem, 2003. **84**(2): p. 294-304.

151. Trejo, J., S.R. Hammes, and S.R. Coughlin, *Termination of signaling by protease-activated receptor-1 is linked to lysosomal sorting.* Proc Natl Acad Sci U S A, 1998. **95**(23): p. 13698-702.

152. Oakley, R.H., et al., *Association of beta-arrestin with G protein-coupled receptors during clathrin-mediated endocytosis dictates the profile of receptor resensitization.* J Biol Chem, 1999. **274**(45): p. 32248-57.

153. Koenig, J.A. and J.M. Edwardson, *Endocytosis and recycling of G protein-coupled receptors.* Trends Pharmacol Sci, 1997. **18**(8): p. 276-87.

154. Liang, W., et al., *Differences in endosomal targeting of human (beta)1- and (beta)2-adrenergic receptors following clathrin-mediated endocytosis.* J Cell Sci, 2004. **117**(Pt 5): p. 723-34.

155. Ceresa, B.P. and S.L. Schmid, *Regulation of signal transduction by endocytosis.* Curr Opin Cell Biol, 2000. **12**(2): p. 204-10.

156. Pierce, K.L., et al., *Role of endocytosis in the activation of the extracellular signal-regulated kinase cascade by sequestering and nonsequestering G protein-coupled receptors.* Proc Natl Acad Sci U S A, 2000. **97**(4): p. 1489-94.

157. Hertel, C. and M. Staehelin, *Reappearance of beta-adrenergic receptors after isoproterenol treatment in intact C6-cells.* J Cell Biol, 1983. **97**(5 Pt 1): p. 1538-43.

158. Garland, A.M., et al., *Mechanisms of desensitization and resensitization of G protein-coupled neurokinin1 and neurokinin2 receptors.* Mol Pharmacol, 1996. **49**(3): p. 438-46.

159. Doss, R.C., J.P. Perkins, and T.K. Harden, *Recovery of beta-adrenergic receptors following long term exposure of astrocytoma cells to catecholamine. Role of protein synthesis.* J Biol Chem, 1981. **256**(23): p. 12281-6.

160. Hadcock, J.R. and C.C. Malbon, *Down-regulation of beta-adrenergic receptors: agonist-induced reduction in receptor mRNA levels.* Proc Natl Acad Sci U S A, 1988. **85**(14): p. 5021-5.

161. Valiquette, M., et al., *Involvement of tyrosine residues located in the carboxyl tail of the human beta 2-adrenergic receptor in agonist-induced down-regulation of the receptor.* Proc Natl Acad Sci U S A, 1990. **87**(13): p. 5089-93.

162. Lin, F.T., et al., *Feedback regulation of beta-arrestin1 function by extracellular signal-regulated kinases.* J Biol Chem, 1999. **274**(23): p. 15971-4.

163. Gurevich, V.V. and E.V. Gurevich, *The new face of active receptor bound arrestin attracts new partners.* Structure, 2003. **11**(9): p. 1037-42.

164. Goodman, O.B., Jr., et al., *Beta-arrestin acts as a clathrin adaptor in endocytosis of the beta2-adrenergic receptor.* Nature, 1996. **383**(6599): p. 447-50.

165. Krupnick, J.G., et al., *Arrestin/clathrin interaction. Localization of the clathrin binding domain of nonvisual arrestins to the carboxy terminus.* J Biol Chem, 1997. **272**(23): p. 15011-6.

166. Laporte, S.A., et al., *The interaction of beta-arrestin with the AP-2 adaptor is required for the clustering of beta 2-adrenergic receptor into clathrin-coated pits.* J Biol Chem, 2000. **275**(30): p. 23120-6.

167. Laporte, S.A., et al., *The beta2-adrenergic receptor/betaarrestin complex recruits the clathrin adaptor AP-2 during endocytosis.* Proc Natl Acad Sci U S A, 1999. **96**(7): p. 3712-7.

168. Vishnivetskiy, S.A., et al., *Mapping the arrestin-receptor interface. Structural elements responsible for receptor specificity of arrestin proteins.* J Biol Chem, 2004. **279**(2): p. 1262-8.

169. Kirchhausen, T., *Adaptors for clathrin-mediated traffic.* Annu Rev Cell Dev Biol, 1999. **15**: p. 705-32.

170. Claing, A., *Regulation of G protein-coupled receptor endocytosis by ARF6 GTP-binding proteins.* Biochem Cell Biol, 2004. **82**(6): p. 610-7.

171. Marchese, A., et al., *The ins and outs of G protein-coupled receptor trafficking.* Trends Biochem Sci, 2003. **28**(7): p. 369-76.

172. Xiao, K., et al., *Functional specialization of beta-arrestin interactions revealed by proteomic analysis.* Proc Natl Acad Sci U S A, 2007. **104**(29): p. 12011-6.

173. Kohout, T.A., et al., *beta-Arrestin 1 and 2 differentially regulate heptahelical receptor signaling and trafficking.* Proc Natl Acad Sci U S A, 2001. **98**(4): p. 1601-6.

174. Shenoy, S.K. and R.J. Lefkowitz, *Seven-transmembrane receptor signaling through beta-arrestin.* Sci STKE, 2005. **2005**(308): p. cm10.

175. Lamb, M.E., W.F. De Weerd, and L.M. Leeb-Lundberg, *Agonist-promoted trafficking of human bradykinin receptors: arrestin- and dynamin-independent sequestration of the B2 receptor and bradykinin in HEK293 cells.* Biochem J, 2001. **355**(Pt 3): p. 741-50.

176. Vogler, O., et al., *Regulation of muscarinic acetylcholine receptor sequestration and function by beta-arrestin.* J Biol Chem, 1999. **274**(18): p. 12333-8.

177. Schmid, S.L., *Clathrin-coated vesicle formation and protein sorting: an integrated process.* Annu Rev Biochem, 1997. **66**: p. 511-48.

178. Oakley, R.H., et al., *Differential affinities of visual arrestin, beta arrestin1, and beta arrestin2 for G protein-coupled receptors delineate two major classes of receptors.* J Biol Chem, 2000. **275**(22): p. 17201-10.

179. Gurevich, V.V., et al., *Arrestin interactions with G protein-coupled receptors. Direct binding studies of wild type and mutant arrestins with rhodopsin, beta 2-adrenergic, and m2 muscarinic cholinergic receptors.* J Biol Chem, 1995. **270**(2): p. 720-31.

180. Shenoy, S.K. and R.J. Lefkowitz, *Trafficking patterns of beta-arrestin and G protein-coupled receptors determined by the kinetics of beta-arrestin deubiquitination.* J Biol Chem, 2003. **278**(16): p. 14498-506.

181. Abbas, A. and B.L. Roth, *Arresting serotonin.* Proc Natl Acad Sci U S A, 2008. **105**(3): p. 831-2.

182. Shenoy, S.K. and R.J. Lefkowitz, *Receptor-specific ubiquitination of beta-arrestin directs assembly and targeting of seven-transmembrane receptor signalosomes.* J Biol Chem, 2005. **280**(15): p. 15315-24.

183. Charest, P.G., et al., *The V2 vasopressin receptor stimulates ERK1/2 activity independently of heterotrimeric G protein signalling.* Cell Signal, 2007. **19**(1): p. 32-41.

184. Luttrell, L.M., et al., *Beta-arrestin-dependent formation of beta2 adrenergic receptor-Src protein kinase complexes.* Science, 1999. **283**(5402): p. 655-61.

185. Defea, K., *Beta-arrestins and heterotrimeric G-proteins: collaborators and competitors in signal transduction.* Br J Pharmacol, 2008. **153 Suppl 1**: p. S298-309.

186. Ahn, S., et al., *Differential kinetic and spatial patterns of beta-arrestin and G protein-mediated ERK activation by the angiotensin II receptor.* J Biol Chem, 2004. **279**(34): p. 35518-25.

187. Ahn, S., et al., *Reciprocal regulation of angiotensin receptor-activated extracellular signal-regulated kinases by beta-arrestins 1 and 2.* J Biol Chem, 2004. **279**(9): p. 7807-11.

188. Berg, K.A., et al., *Effector pathway-dependent relative efficacy at serotonin type 2A and 2C receptors: evidence for agonist-directed trafficking of receptor stimulus.* Mol Pharmacol, 1998. **54**(1): p. 94-104.

189. Kenakin, T., *Functional selectivity through protean and biased agonism: who steers the ship?* Mol Pharmacol, 2007. **72**(6): p. 1393-401.
190. Galandrin, S. and M. Bouvier, *Distinct signaling profiles of beta1 and beta2 adrenergic receptor ligands toward adenylyl cyclase and mitogen-activated protein kinase reveals the pluridimensionality of efficacy.* Mol Pharmacol, 2006. **70**(5): p. 1575-84.
191. Wei, H., et al., *Independent beta-arrestin 2 and G protein-mediated pathways for angiotensin II activation of extracellular signal-regulated kinases 1 and 2.* Proc Natl Acad Sci U S A, 2003. **100**(19): p. 10782-7.
192. Zhai, P., et al., *Cardiac-specific overexpression of AT1 receptor mutant lacking G alpha q/G alpha i coupling causes hypertrophy and bradycardia in transgenic mice.* J Clin Invest, 2005. **115**(11): p. 3045-56.
193. Gesty-Palmer, D., et al., *Distinct beta-arrestin- and G protein-dependent pathways for parathyroid hormone receptor-stimulated ERK1/2 activation.* J Biol Chem, 2006. **281**(16): p. 10856-64.
194. Gesty-Palmer, D. and L.M. Luttrell, *Heptahelical terpsichory. Who calls the tune?* J Recept Signal Transduct Res, 2008. **28**(1-2): p. 39-58.
195. Lefkowitz, R.J., K. Rajagopal, and E.J. Whalen, *New roles for beta-arrestins in cell signaling: not just for seven-transmembrane receptors.* Mol Cell, 2006. **24**(5): p. 643-52.
196. Terrillon, S. and M. Bouvier, *Receptor activity-independent recruitment of betaarrestin2 reveals specific signalling modes.* EMBO J, 2004. **23**(20): p. 3950-61.
197. Whistler, J.L. and M. von Zastrow, *Morphine-activated opioid receptors elude desensitization by beta-arrestin.* Proc Natl Acad Sci U S A, 1998. **95**(17): p. 9914-9.
198. Blanpain, C., et al., *Multiple active states and oligomerization of CCR5 revealed by functional properties of monoclonal antibodies.* Mol Biol Cell, 2002. **13**(2): p. 723-37.
199. Kukkonen, J.P., C.C. Jansson, and K.E. Akerman, *Agonist trafficking of G(i/o)-mediated alpha(2A)-adrenoceptor responses in HEL 92.1.7 cells.* Br J Pharmacol, 2001. **132**(7): p. 1477-84.
200. Pommier, B., et al., *The cholecystokininB receptor is coupled to two effector pathways through pertussis toxin-sensitive and -insensitive G proteins.* J Neurochem, 1999. **73**(1): p. 281-8.
201. Eason, M.G. and S.B. Liggett, *Subtype-selective desensitization of alpha 2-adrenergic receptors. Different mechanisms control short and long term agonist-promoted desensitization of alpha 2C10, alpha 2C4, and alpha 2C2.* J Biol Chem, 1992. **267**(35): p. 25473-9.
202. Kenakin, T., *The classification of seven transmembrane receptors in recombinant expression systems.* Pharmacol Rev, 1996. **48**(3): p. 413-63.
203. Frielle, T., et al., *Cloning of the cDNA for the human beta 1-adrenergic receptor.* Proc Natl Acad Sci U S A, 1987. **84**(22): p. 7920-4.
204. Dixon, R.A., et al., *Cloning of the gene and cDNA for mammalian beta-adrenergic receptor and homology with rhodopsin.* Nature, 1986. **321**(6065): p. 75-9.
205. Emorine, L.J., et al., *Molecular characterization of the human beta 3-adrenergic receptor.* Science, 1989. **245**(4922): p. 1118-21.
206. Guimaraes, S. and D. Moura, *Vascular adrenoceptors: an update.* Pharmacol Rev, 2001. **53**(2): p. 319-56.

207. Brodde, O.E., *Beta-adrenoceptors in cardiac disease.* Pharmacol Ther, 1993. **60**(3): p. 405-30.
208. Caron, M.G., et al., *Affinity chromatography of the beta-adrenergic receptor.* J Biol Chem, 1979. **254**(8): p. 2923-7.
209. Leader, W.G., et al., *Symptomatology, pulmonary function and response, and T lymphocyte beta 2-receptors during smoking cessation in patients with chronic obstructive pulmonary disease.* Pharmacotherapy, 1994. **14**(2): p. 162-72.
210. Waldeck, B., *Beta-adrenoceptor agonists and asthma--100 years of development.* Eur J Pharmacol, 2002. **445**(1-2): p. 1-12.
211. Bai, T.R., J.C. Mak, and P.J. Barnes, *A comparison of beta-adrenergic receptors and in vitro relaxant responses to isoproterenol in asthmatic airway smooth muscle.* Am J Respir Cell Mol Biol, 1992. **6**(6): p. 647-51.
212. Smiley, R.M. and M. Finster, *Do receptors get pregnant too? Adrenergic receptor alterations in human pregnancy.* J Matern Fetal Med, 1996. **5**(3): p. 106-14.
213. Barnes, P.J., *Beta-adrenoceptors on smooth muscle, nerves and inflammatory cells.* Life Sci, 1993. **52**(26): p. 2101-9.
214. Rockman, H.A., W.J. Koch, and R.J. Lefkowitz, *Seven-transmembrane-spanning receptors and heart function.* Nature, 2002. **415**(6868): p. 206-12.
215. Brodde, O.E. and M.C. Michel, *Adrenergic and muscarinic receptors in the human heart.* Pharmacol Rev, 1999. **51**(4): p. 651-90.
216. Kaumann, A.J., et al., *Relations between beta-adrenoceptor occupancy and increases of contractile force and adenylate cyclase activity induced by catecholamines in human ventricular myocardium. Acute desensitization and comparison with feline ventricle.* Naunyn Schmiedebergs Arch Pharmacol, 1989. **339**(1-2): p. 99-112.
217. Strader, C.D., et al., *Identification of two serine residues involved in agonist activation of the beta-adrenergic receptor.* J Biol Chem, 1989. **264**(23): p. 13572-8.
218. Buckner, C.K. and P. Abel, *Studies on the effects of enantiomers of soterenol, trimetoquinol and salbutamol on beta adrenergic receptors of isolated guinea-pig atria and trachea.* J Pharmacol Exp Ther, 1974. **189**(3): p. 616-25.
219. Hoffmann, C., et al., *Comparative pharmacology of human beta-adrenergic receptor subtypes--characterization of stably transfected receptors in CHO cells.* Naunyn Schmiedebergs Arch Pharmacol, 2004. **369**(2): p. 151-9.
220. Fredholm, B.B., et al., *Nomenclature and classification of purinoceptors.* Pharmacol Rev, 1994. **46**(2): p. 143-56.
221. Hillmann, P., et al., *Key determinants of nucleotide-activated G protein-coupled P2Y(2) receptor function revealed by chemical and pharmacological experiments, mutagenesis and homology modeling.* J Med Chem, 2009. **52**(9): p. 2762-75.
222. von Kugelgen, I. and A. Wetter, *Molecular pharmacology of P2Y-receptors.* Naunyn Schmiedebergs Arch Pharmacol, 2000. **362**(4-5): p. 310-23.
223. Burnstock, G., *Introduction: P2 receptors.* Curr Top Med Chem, 2004. **4**(8): p. 793-803.
224. King, B.F., *2-Chloro-N6-methyl-(N)-methanocarba-2'-deoxyadenosine-3',5'-bisphosphate is a selective high affinity P2Y1 receptor antagonist: commentary on Boyer et al.* Br J Pharmacol, 2002. **135**(8): p. 1839-40.
225. von Kugelgen, I., *Pharmacological profiles of cloned mammalian P2Y-receptor subtypes.* Pharmacol Ther, 2006. **110**(3): p. 415-32.

226. Ralevic, V. and G. Burnstock, *Receptors for purines and pyrimidines.* Pharmacol Rev, 1998. **50**(3): p. 413-92.

227. Leon, C., et al., *Cloning and sequencing of a human cDNA encoding endothelial P2Y1 purinoceptor.* Gene, 1996. **171**(2): p. 295-7.

228. Jin, J. and S.P. Kunapuli, *Coactivation of two different G protein-coupled receptors is essential for ADP-induced platelet aggregation.* Proc Natl Acad Sci U S A, 1998. **95**(14): p. 8070-4.

229. Fabre, J.E., et al., *Decreased platelet aggregation, increased bleeding time and resistance to thromboembolism in P2Y1-deficient mice.* Nat Med, 1999. **5**(10): p. 1199-202.

230. Jacobson, K.A., M.F. Jarvis, and M. Williams, *Purine and pyrimidine (P2) receptors as drug targets.* J Med Chem, 2002. **45**(19): p. 4057-93.

231. Abbracchio, M.P. and C. Verderio, *Pathophysiological roles of P2 receptors in glial cells.* Novartis Found Symp, 2006. **276**: p. 91-103; discussion 103-12, 275-81.

232. Leon, C., et al., *The P2Y1 receptor is an ADP receptor antagonized by ATP and expressed in platelets and megakaryoblastic cells.* FEBS Lett, 1997. **403**(1): p. 26-30.

233. Hechler, B., et al., *ATP derivatives are antagonists of the P2Y1 receptor: similarities to the platelet ADP receptor.* Mol Pharmacol, 1998. **53**(4): p. 727-33.

234. Camaioni, E., et al., *Deoxyadenosine bisphosphate derivatives as potent antagonists at P2Y1 receptors.* J Med Chem, 1998. **41**(2): p. 183-90.

235. Lambrecht, G., *Design and pharmacology of selective P2-purinoceptor antagonists.* J Auton Pharmacol, 1996. **16**(6): p. 341-4.

236. Van Rhee, A.M., et al., *Modelling the P2Y purinoceptor using rhodopsin as template.* Drug Des Discov, 1995. **13**(2): p. 133-54.

237. Jiang, Q., et al., *A mutational analysis of residues essential for ligand recognition at the human P2Y1 receptor.* Mol Pharmacol, 1997. **52**(3): p. 499-507.

238. Moro, S., et al., *Human P2Y1 receptor: molecular modeling and site-directed mutagenesis as tools to identify agonist and antagonist recognition sites.* J Med Chem, 1998. **41**(9): p. 1456-66.

239. Hoffmann, C., et al., *The role of amino acids in extracellular loops of the human P2Y1 receptor in surface expression and activation processes.* J Biol Chem, 1999. **274**(21): p. 14639-47.

240. Kim, H.S., et al., *Acyclic and cyclopropyl analogues of adenosine bisphosphate antagonists of the P2Y1 receptor: structure-activity relationships and receptor docking.* J Med Chem, 2001. **44**(19): p. 3092-108.

241. Lustig, K.D., et al., *Expression cloning of an ATP receptor from mouse neuroblastoma cells.* Proc Natl Acad Sci U S A, 1993. **90**(11): p. 5113-7.

242. Cressman, V.L., et al., *Effect of loss of P2Y(2) receptor gene expression on nucleotide regulation of murine epithelial Cl(-) transport.* J Biol Chem, 1999. **274**(37): p. 26461-8.

243. Mundasad, M.V., et al., *Ocular safety of INS365 ophthalmic solution: a P2Y(2) agonist in healthy subjects.* J Ocul Pharmacol Ther, 2001. **17**(2): p. 173-9.

244. Franke, H., U. Krugel, and P. Illes, *P2 receptors and neuronal injury.* Pflugers Arch, 2006. **452**(5): p. 622-44.

245. Deterding, R., et al., *Safety and tolerability of denufosol tetrasodium inhalation solution, a novel P2Y2 receptor agonist: results of a phase 1/phase 2 multicenter study in mild to moderate cystic fibrosis.* Pediatr Pulmonol, 2005. **39**(4): p. 339-48.

246. Buscher, R., et al., *P2Y2 receptor polymorphisms and haplotypes in cystic fibrosis and their impact on Ca2+ influx.* Pharmacogenet Genomics, 2006. **16**(3): p. 199-205.

247. Burnstock, G., *Purinergic P2 receptors as targets for novel analgesics.* Pharmacol Ther, 2006. **110**(3): p. 433-54.

248. White, N. and G. Burnstock, *P2 receptors and cancer.* Trends Pharmacol Sci, 2006. **27**(4): p. 211-7.

249. Guns, P.J., et al., *Endothelium-dependent relaxation evoked by ATP and UTP in the aorta of P2Y2-deficient mice.* Br J Pharmacol, 2006. **147**(5): p. 569-74.

250. Nicholas, R.A., et al., *Pharmacological and second messenger signalling selectivities of cloned P2Y receptors.* J Auton Pharmacol, 1996. **16**(6): p. 319-23.

251. Bobbert, P., et al., *Diadenosine polyphosphates Ap3A and Ap4A, but not Ap5A or Ap6A, induce proliferation of vascular smooth muscle cells.* Biochem Pharmacol, 2008. **75**(10): p. 1966-73.

252. El-Tayeb, A., A. Qi, and C.E. Muller, *Synthesis and structure-activity relationships of uracil nucleotide derivatives and analogues as agonists at human P2Y2, P2Y4, and P2Y6 receptors.* J Med Chem, 2006. **49**(24): p. 7076-87.

253. Ivanov, A.A., et al., *Molecular modeling of the human P2Y2 receptor and design of a selective agonist, 2'-amino-2'-deoxy-2-thiouridine 5'-triphosphate.* J Med Chem, 2007. **50**(6): p. 1166-76.

254. Chang, K.C., et al., *Preliminary effects of oral uridine on the ocular surface in dry eye patients.* J Korean Med Sci, 2009. **24**(4): p. 701-7.

255. Kellerman, D., et al., *Inhaled P2Y2 receptor agonists as a treatment for patients with Cystic Fibrosis lung disease.* Adv Drug Deliv Rev, 2002. **54**(11): p. 1463-74.

256. Kellerman, D.J., *P2Y(2) receptor agonists: a new class of medication targeted at improved mucociliary clearance.* Chest, 2002. **121**(5 Suppl): p. 201S-205S.

257. Nour, M., et al., *P2Y(2) receptor agonist INS37217 enhances functional recovery after detachment caused by subretinal injection in normal and rds mice.* Invest Ophthalmol Vis Sci, 2003. **44**(10): p. 4505-14.

258. Zamboni, P., *[Variable efficiency of the enteraminic vasomotor receptor].* Boll Soc Ital Biol Sper, 1967. **43**(19): p. 1214-6.

259. Hoffmann, C., et al., *Agonist-selective, receptor-specific interaction of human P2Y receptors with beta-arrestin-1 and -2.* J Biol Chem, 2008. **283**(45): p. 30933-41.

260. Krasel, C., et al., *Dual role of the beta2-adrenergic receptor C terminus for the binding of beta-arrestin and receptor internalization.* J Biol Chem, 2008. **283**(46): p. 31840-8.

261. Lohse, M.J., *Stable overexpression of human beta 2-adrenergic receptors in mammalian cells.* Naunyn Schmiedebergs Arch Pharmacol, 1992. **345**(4): p. 444-51.

262. Neumann, E., et al., *Gene transfer into mouse lyoma cells by electroporation in high electric fields.* EMBO J, 1982. **1**(7): p. 841-5.

263. Lorenz, K., M.J. Lohse, and U. Quitterer, *Protein kinase C switches the Raf kinase inhibitor from Raf-1 to GRK-2.* Nature, 2003. **426**(6966): p. 574-9.

264. Fam, S.R., et al., *P2Y1 receptor signaling is controlled by interaction with the PDZ scaffold NHERF-2.* Proc Natl Acad Sci U S A, 2005. **102**(22): p. 8042-7.

265. Tulapurkar, M.E., G. Zundorf, and G. Reiser, *Internalization and desensitization of a green fluorescent protein-tagged P2Y nucleotide receptor are differently controlled by inhibition of calmodulin-dependent protein kinase II.* J Neurochem, 2006. **96**(3): p. 624-34.

266. Jost, C.A., et al., *Contribution of fluorophores to protein kinase C FRET probe performance.* Chembiochem, 2008. **9**(9): p. 1379-84.

267. Mundell, S.J., et al., *Distinct clathrin-coated pits sort different G protein-coupled receptor cargo.* Traffic, 2006. **7**(10): p. 1420-31.

268. Barak, L.S., et al., *Internal trafficking and surface mobility of a functionally intact beta2-adrenergic receptor-green fluorescent protein conjugate.* Mol Pharmacol, 1997. **51**(2): p. 177-84.

269. Lazarowski, E.R., et al., *Direct demonstration of mechanically induced release of cellular UTP and its implication for uridine nucleotide receptor activation.* J Biol Chem, 1997. **272**(39): p. 24348-54.

270. Garrad, R.C., et al., *Structural basis of agonist-induced desensitization and sequestration of the P2Y2 nucleotide receptor. Consequences of truncation of the C terminus.* J Biol Chem, 1998. **273**(45): p. 29437-44.

271. Otero, M., et al., *Mechanisms of agonist-dependent and -independent desensitization of a recombinant P2Y2 nucleotide receptor.* Mol Cell Biochem, 2000. **205**(1-2): p. 115-23.

272. Fredericks, Z.L., J.A. Pitcher, and R.J. Lefkowitz, *Identification of the G protein-coupled receptor kinase phosphorylation sites in the human beta2-adrenergic receptor.* J Biol Chem, 1996. **271**(23): p. 13796-803.

273. Hausdorff, W.P., et al., *A small region of the beta-adrenergic receptor is selectively involved in its rapid regulation.* Proc Natl Acad Sci U S A, 1991. **88**(8): p. 2979-83.

274. Seibold, A., et al., *Desensitization of beta2-adrenergic receptors with mutations of the proposed G protein-coupled receptor kinase phosphorylation sites.* J Biol Chem, 1998. **273**(13): p. 7637-42.

275. Trester-Zedlitz, M., et al., *Mass spectrometric analysis of agonist effects on posttranslational modifications of the beta-2 adrenoceptor in mammalian cells.* Biochemistry, 2005. **44**(16): p. 6133-43.

276. Vaughan, D.J., et al., *Role of the G protein-coupled receptor kinase site serine cluster in beta2-adrenergic receptor internalization, desensitization, and beta-arrestin translocation.* J Biol Chem, 2006. **281**(11): p. 7684-92.

277. Iyer, V., et al., *Differential phosphorylation and dephosphorylation of beta2-adrenoceptor sites Ser262 and Ser355,356.* Br J Pharmacol, 2006. **147**(3): p. 249-59.

278. Baurand, A., et al., *Differential regulation and relocalization of the platelet P2Y receptors after activation: a way to avoid loss of hemostatic properties?* Mol Pharmacol, 2005. **67**(3): p. 721-33.

279. Zurn, A., et al., *Fluorescence resonance energy transfer analysis of alpha 2a-adrenergic receptor activation reveals distinct agonist-specific conformational changes.* Mol Pharmacol, 2009. **75**(3): p. 534-41.

280. Lin, S.W. and T.P. Sakmar, *Specific tryptophan UV-absorbance changes are probes of the transition of rhodopsin to its active state.* Biochemistry, 1996. **35**(34): p. 11149-59.

281. Cong, M., et al., *Binding of the beta2 adrenergic receptor to N-ethylmaleimide-sensitive factor regulates receptor recycling.* J Biol Chem, 2001. **276**(48): p. 45145-52.

282. Wess, J., *G-protein-coupled receptors: molecular mechanisms involved in receptor activation and selectivity of G-protein recognition.* FASEB J, 1997. **11**(5): p. 346-54.

283. Fischer, W., et al., *Evidence for the existence of P2Y1,2,4 receptor subtypes in HEK-293 cells: reactivation of P2Y1 receptors after repetitive agonist application.* Naunyn Schmiedebergs Arch Pharmacol, 2005. **371**(6): p. 466-72.

Referenzen

284. Hardy, A.R., et al., *P2Y1 and P2Y12 receptors for ADP desensitize by distinct kinase-dependent mechanisms.* Blood, 2005. **105**(9): p. 3552-60.
285. Xiang, B., et al., *Heterologous activation of protein kinase C stimulates phosphorylation of delta-opioid receptor at serine 344, resulting in beta-arrestin- and clathrin-mediated receptor internalization.* J Biol Chem, 2001. **276**(7): p. 4709-16.
286. Haribabu, B., et al., *Regulation of human chemokine receptors CXCR4. Role of phosphorylation in desensitization and internalization.* J Biol Chem, 1997. **272**(45): p. 28726-31.
287. Bhatnagar, A., et al., *The dynamin-dependent, arrestin-independent internalization of 5-hydroxytryptamine 2A (5-HT2A) serotonin receptors reveals differential sorting of arrestins and 5-HT2A receptors during endocytosis.* J Biol Chem, 2001. **276**(11): p. 8269-77.
288. Stalheim, L., et al., *Multiple independent functions of arrestins in the regulation of protease-activated receptor-2 signaling and trafficking.* Mol Pharmacol, 2005. **67**(1): p. 78-87.
289. Choi, R.C., et al., *Constitutive and agonist-induced dimerizations of the P2Y1 receptor: relationship to internalization and scaffolding.* J Biol Chem, 2008. **283**(16): p. 11050-63.
290. Ferguson, S.S., *Evolving concepts in G protein-coupled receptor endocytosis: the role in receptor desensitization and signaling.* Pharmacol Rev, 2001. **53**(1): p. 1-24.
291. Wang, Q. and L.E. Limbird, *Regulated interactions of the alpha 2A adrenergic receptor with spinophilin, 14-3-3zeta, and arrestin 3.* J Biol Chem, 2002. **277**(52): p. 50589-96.
292. Vishnivetskiy, S.A., et al., *Regulation of arrestin binding by rhodopsin phosphorylation level.* J Biol Chem, 2007. **282**(44): p. 32075-83.
293. Huttenrauch, F., et al., *Beta-arrestin binding to CC chemokine receptor 5 requires multiple C-terminal receptor phosphorylation sites and involves a conserved Asp-Arg-Tyr sequence motif.* J Biol Chem, 2002. **277**(34): p. 30769-77.
294. Pampillo, M., et al., *Regulation of GPR54 signaling by GRK2 and {beta}-arrestin.* Mol Endocrinol, 2009. **23**(12): p. 2060-74.
295. Jones, B.W. and P.M. Hinkle, *Arrestin binds to different phosphorylated regions of the thyrotropin-releasing hormone receptor with distinct functional consequences.* Mol Pharmacol, 2008. **74**(1): p. 195-202.
296. Pals-Rylaarsdam, R. and M.M. Hosey, *Two homologous phosphorylation domains differentially contribute to desensitization and internalization of the m2 muscarinic acetylcholine receptor.* J Biol Chem, 1997. **272**(22): p. 14152-8.
297. Busillo, J.M., et al., *Site-specific phosphorylation of CXCR4 is dynamically regulated by multiple kinases and results in differential modulation of CXCR4 signaling.* J Biol Chem. **285**(10): p. 7805-17.
298. Cen, B., et al., *Direct binding of beta-arrestins to two distinct intracellular domains of the delta opioid receptor.* J Neurochem, 2001. **76**(6): p. 1887-94.
299. Reiner, S., et al., *beta-Arrestin-2 interaction and internalization of the human P2Y1 receptor are dependent on C-terminal phosphorylation sites.* Mol Pharmacol, 2009. **76**(6): p. 1162-71.
300. Clark, R.B. and T.C. Rich, *Probing the roles of protein kinases in g-protein-coupled receptor desensitization.* Mol Pharmacol, 2003. **64**(5): p. 1015-7.
301. Flores, R.V., et al., *Agonist-induced phosphorylation and desensitization of the P2Y2 nucleotide receptor.* Mol Cell Biochem, 2005. **280**(1-2): p. 35-45.

Referenzen

302. Naga Prasad, S.V., et al., *Protein kinase activity of phosphoinositide 3-kinase regulates beta-adrenergic receptor endocytosis.* Nat Cell Biol, 2005. **7**(8): p. 785-96.
303. Naga Prasad, S.V., et al., *Phosphoinositide 3-kinase regulates beta2-adrenergic receptor endocytosis by AP-2 recruitment to the receptor/beta-arrestin complex.* J Cell Biol, 2002. **158**(3): p. 563-75.
304. Elberg, G., R.W. Hipkin, and A. Schonbrunn, *Homologous and heterologous regulation of somatostatin receptor 2.* Mol Endocrinol, 2002. **16**(11): p. 2502-14.
305. Diviani, D., A.L. Lattion, and S. Cotecchia, *Characterization of the phosphorylation sites involved in G protein-coupled receptor kinase- and protein kinase C-mediated desensitization of the alpha1B-adrenergic receptor.* J Biol Chem, 1997. **272**(45): p. 28712-9.
306. Zhang, X., et al., *Beta-arrestin1 and beta-arrestin2 are differentially required for phosphorylation-dependent and -independent internalization of delta-opioid receptors.* J Neurochem, 2005. **95**(1): p. 169-78.
307. Ding, Z., et al., *Arg333 and Arg334 in the COOH terminus of the human P2Y1 receptor are crucial for Gq coupling.* Am J Physiol Cell Physiol, 2005. **288**(3): p. C559-67.
308. Baurand, A., et al., *Desensitization of the platelet aggregation response to ADP: differential down-regulation of the P2Y1 and P2cyc receptors.* Thromb Haemost, 2000. **84**(3): p. 484-91.
309. Traenka, J., et al., *Integrin-dependent translocation of LASP-1 to the cytoskeleton of activated platelets correlates with LASP-1 phosphorylation at tyrosine 171 by Src-kinase.* Thromb Haemost, 2009. **102**(3): p. 520-8.
310. Kim, O.J., et al., *The role of phosphorylation in D1 dopamine receptor desensitization: evidence for a novel mechanism of arrestin association.* J Biol Chem, 2004. **279**(9): p. 7999-8010.
311. Marion, S., et al., *A beta-arrestin binding determinant common to the second intracellular loops of rhodopsin family G protein-coupled receptors.* J Biol Chem, 2006. **281**(5): p. 2932-8.
312. Lee, K.B., et al., *Arrestin binding to the M(2) muscarinic acetylcholine receptor is precluded by an inhibitory element in the third intracellular loop of the receptor.* J Biol Chem, 2000. **275**(13): p. 9284-9.
313. Tran, T.M., et al., *Characterization of agonist stimulation of cAMP-dependent protein kinase and G protein-coupled receptor kinase phosphorylation of the beta2-adrenergic receptor using phosphoserine-specific antibodies.* Mol Pharmacol, 2004. **65**(1): p. 196-206.
314. Vayttaden, S.J., et al., *Quantitative modeling of GRK-mediated beta2AR regulation.* PLoS Comput Biol. **6**(1): p. e1000647.
315. Tran, T.M., et al., *Characterization of beta2-adrenergic receptor dephosphorylation: Comparison with the rate of resensitization.* Mol Pharmacol, 2007. **71**(1): p. 47-60.
316. Kobilka, B.K., *G protein coupled receptor structure and activation.* Biochim Biophys Acta, 2007. **1768**(4): p. 794-807.
317. Granier, S., et al., *Structure and conformational changes in the C-terminal domain of the beta2-adrenoceptor: insights from fluorescence resonance energy transfer studies.* J Biol Chem, 2007. **282**(18): p. 13895-905.
318. Neubig, R.R., *Missing links: mechanisms of protean agonism.* Mol Pharmacol, 2007. **71**(5): p. 1200-2.

319. Tobin, A.B., *G-protein-coupled receptor phosphorylation: where, when and by whom.* Br J Pharmacol, 2008. **153 Suppl 1**: p. S167-76.
320. Drake, M.T., et al., *beta-arrestin-biased agonism at the beta2-adrenergic receptor.* J Biol Chem, 2008. **283**(9): p. 5669-76.
321. Strader, C.D., et al., *Structure and function of G protein-coupled receptors.* Annu Rev Biochem, 1994. **63**: p. 101-32.
322. Liapakis, G., et al., *Synergistic contributions of the functional groups of epinephrine to its affinity and efficacy at the beta2 adrenergic receptor.* Mol Pharmacol, 2004. **65**(5): p. 1181-90.
323. Wieland, K., et al., *Involvement of Asn-293 in stereospecific agonist recognition and in activation of the beta 2-adrenergic receptor.* Proc Natl Acad Sci U S A, 1996. **93**(17): p. 9276-81.
324. Liapakis, G., et al., *The forgotten serine. A critical role for Ser-2035.42 in ligand binding to and activation of the beta 2-adrenergic receptor.* J Biol Chem, 2000. **275**(48): p. 37779-88.
325. Gether, U., et al., *Structural instability of a constitutively active G protein-coupled receptor. Agonist-independent activation due to conformational flexibility.* J Biol Chem, 1997. **272**(5): p. 2587-90.
326. Dixon, R.A., et al., *Genetic analysis of the molecular basis for beta-adrenergic receptor subtype specificity.* Proteins, 1989. **6**(3): p. 267-74.
327. Ambrosio, C., et al., *Catechol-binding serines of beta(2)-adrenergic receptors control the equilibrium between active and inactive receptor states.* Mol Pharmacol, 2000. **57**(1): p. 198-210.
328. Strader, C.D., et al., *Identification of residues required for ligand binding to the beta-adrenergic receptor.* Proc Natl Acad Sci U S A, 1987. **84**(13): p. 4384-8.
329. Strader, C.D., et al., *Conserved aspartic acid residues 79 and 113 of the beta-adrenergic receptor have different roles in receptor function.* J Biol Chem, 1988. **263**(21): p. 10267-71.
330. Gouldson, P.R., C.R. Snell, and C.A. Reynolds, *A new approach to docking in the beta 2-adrenergic receptor that exploits the domain structure of G-protein-coupled receptors.* J Med Chem, 1997. **40**(24): p. 3871-86.
331. Rubenstein, L.A., R.J. Zauhar, and R.G. Lanzara, *Molecular dynamics of a biophysical model for beta2-adrenergic and G protein-coupled receptor activation.* J Mol Graph Model, 2006. **25**(4): p. 396-409.
332. Nygaard, R., et al., *Ligand binding and micro-switches in 7TM receptor structures.* Trends Pharmacol Sci, 2009. **30**(5): p. 249-59.
333. Schwartz, M., E. Zlotorynski, and B. Kerem, *The molecular basis of common and rare fragile sites.* Cancer Lett, 2006. **232**(1): p. 13-26.
334. Kaumann, A.J., et al., *Activation of myocardial beta-adrenoceptors by the nitrogen-free low affinity ligand 3',4'-dihydroxy-alpha-methylpropiophenone (U-0521).* Naunyn Schmiedebergs Arch Pharmacol, 1977. **296**(3): p. 217-28.
335. Palanche, T., et al., *The neurokinin A receptor activates calcium and cAMP responses through distinct conformational states.* J Biol Chem, 2001. **276**(37): p. 34853-61.
336. Noda, K., et al., *The active state of the AT1 angiotensin receptor is generated by angiotensin II induction.* Biochemistry, 1996. **35**(51): p. 16435-42.

Referenzen

337. Ward, S.D., C.A. Curtis, and E.C. Hulme, *Alanine-scanning mutagenesis of transmembrane domain 6 of the M(1) muscarinic acetylcholine receptor suggests that Tyr381 plays key roles in receptor function.* Mol Pharmacol, 1999. **56**(5): p. 1031-41.
338. Kobilka, B.K. and X. Deupi, *Conformational complexity of G-protein-coupled receptors.* Trends Pharmacol Sci, 2007. **28**(8): p. 397-406.
339. Bond, R.A. and A.P. Ijzerman, *Recent developments in constitutive receptor activity and inverse agonism, and their potential for GPCR drug discovery.* Trends Pharmacol Sci, 2006. **27**(2): p. 92-6.
340. Audet, M. and M. Bouvier, *Insights into signaling from the beta2-adrenergic receptor structure.* Nat Chem Biol, 2008. **4**(7): p. 397-403.
341. Wisler, J.W., et al., *A unique mechanism of beta-blocker action: carvedilol stimulates beta-arrestin signaling.* Proc Natl Acad Sci U S A, 2007. **104**(42): p. 16657-62.
342. Violin, J.D. and R.J. Lefkowitz, *Beta-arrestin-biased ligands at seven-transmembrane receptors.* Trends Pharmacol Sci, 2007. **28**(8): p. 416-22.
343. Kohout, T.A., et al., *Differential desensitization, receptor phosphorylation, beta-arrestin recruitment, and ERK1/2 activation by the two endogenous ligands for the CC chemokine receptor 7.* J Biol Chem, 2004. **279**(22): p. 23214-22.
344. Zidar, D.A., et al., *Selective engagement of G protein coupled receptor kinases (GRKs) encodes distinct functions of biased ligands.* Proc Natl Acad Sci U S A, 2009. **106**(24): p. 9649-54.
345. Wray, S., *Uterine contraction and physiological mechanisms of modulation.* Am J Physiol, 1993. **264**(1 Pt 1): p. C1-18.
346. Caritis, S.N., et al., *Pharmacodynamics of ritodrine in pregnant women during preterm labor.* Am J Obstet Gynecol, 1983. **147**(7): p. 752-9.
347. Engstrom, T., et al., *Effect of pregnancy on rat myometrial beta 2-adrenoceptor mRNA and isoproterenol-induced relaxation of isolated uterine strips.* J Endocrinol, 1997. **153**(3): p. 393-9.
348. Berg, G., R.G. Andersson, and G. Ryden, *Beta-adrenergic receptors in human myometrium during pregnancy: changes in the number of receptors after beta-mimetic treatment.* Am J Obstet Gynecol, 1985. **151**(3): p. 392-6.
349. Koenig, J.A. and J.M. Edwardson, *Intracellular trafficking of the muscarinic acetylcholine receptor: importance of subtype and cell type.* Mol Pharmacol, 1996. **49**(2): p. 351-9.
350. Ren, X.R., et al., *Different G protein-coupled receptor kinases govern G protein and beta-arrestin-mediated signaling of V2 vasopressin receptor.* Proc Natl Acad Sci U S A, 2005. **102**(5): p. 1448-53.
351. Gesty-Palmer, D., et al., *beta-Arrestin 2 expression determines the transcriptional response to lysophosphatidic acid stimulation in murine embryo fibroblasts.* J Biol Chem, 2005. **280**(37): p. 32157-67.

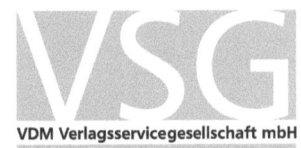

Die VDM Verlagsservicegesellschaft sucht für wissenschaftliche Verlage abgeschlossene und herausragende

Dissertationen, Habilitationen, Diplomarbeiten, Master Theses, Magisterarbeiten usw.

für die kostenlose Publikation als Fachbuch.

Sie verfügen über eine Arbeit, die hohen inhaltlichen und formalen Ansprüchen genügt, und haben Interesse an einer honorarvergüteten Publikation?

Dann senden Sie bitte erste Informationen über sich und Ihre Arbeit per Email an *info@vdm-vsg.de*.

Sie erhalten kurzfristig unser Feedback!

VDM Verlagsservicegesellschaft mbH
Dudweiler Landstr. 99
D - 66123 Saarbrücken

Telefon +49 681 3720 174
Fax +49 681 3720 1749

www.vdm-vsg.de

Die VDM Verlagsservicegesellschaft mbH vertritt

 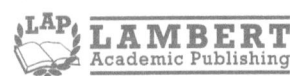 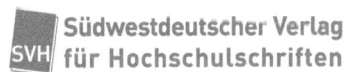

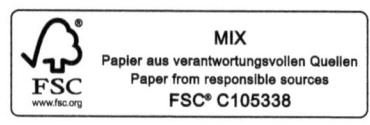

Printed by Books on Demand GmbH, Norderstedt / Germany